中外最新骨科治疗指南汇编

白金广　主编

河南科学技术出版社

. 郑州 .

内 容 提 要

本书由河南省南阳市骨科医院白金广主任医师组织部分骨科专家集体查阅资料，汇编而成，主要包括重要的国际学术组织如 OARSI、NASS、AAOS……基于循证医学和专家共识不断发布一些骨科疾病诊疗指南及更新版指南。全书共分 4 篇，第一篇关节篇，包括骨性关节炎、交叉韧带损伤等诊治指南及专家共识。第二篇脊柱篇，包括腰椎间盘突出症、腰椎管狭窄、退变性腰椎滑脱、退变性颈椎病诊疗指南等。第三篇创伤篇，包括四肢各部位骨折的治疗指南、最新进展、专家共识等。第四篇血栓篇，包含创伤骨科、髋膝关节置换等骨科大手术患者围手术期的血栓预防。

本书紧贴当前骨科国际发展前沿，内容实用，是骨科医师日常工作中重要的参考书，对规范骨科疾病的诊疗具有较高参考价值。

图书在版编目（CIP）数据

中外最新骨科治疗指南汇编/白金广主编 . —郑州：河南科学技术出版社，2017.1（2023.3 重印）

"十二五"高职高专康复治疗技术专业规划教材

ISBN 978-7-5349-8479-2

Ⅰ.①中…　Ⅱ.①白…　Ⅲ.①骨疾病-治疗-指南　Ⅳ.①R680.5-62

中国版本图书馆 CIP 数据核字（2016）第 295317 号

出版发行　河南科学技术出版社

　　　　　地址：郑州市郑东新区祥盛街 27 号　　邮编：450016

　　　　　电话：（0371）65737028　65788613

　　　　　网址：www.hnstp.cn

策划编辑　吴　沛　陈　艳

责任编辑　陈　艳

责任校对　柯　姣

封面设计　张　伟

责任印制　张艳芳

印　　刷　三河市同力彩印有限公司

经　　销　全国新华书店

幅面尺寸　185 mm×260 mm　　印张：13　　字数：280 千字

版　　次　2023 年 3 月第 2 次印刷

定　　价　168.00 元

《中外最新骨科治疗指南汇编》
编写人员名单

主　　编　　白金广
副 主 编　　贾虎林　孙海滨
编写人员　　白金广　孙海滨　柳　继　贾虎林
　　　　　　聂新盼　董小通
秘　　书　　丁　露

序

　　近几年，一些重要的国际学术组织如 OARSI、NASS、AAOS……基于循证医学和专家共识发布了部分骨科疾病诊疗指南及更新版指南，这些指南对于帮助临床医生少重复别人的错误，选择合理的诊疗方案有着重要的意义。今有河南省南阳市骨科医院白金广等专家将这些指南检索整理，编译成册，希望能给大家提供一本有用的参考用书。

王坤正

2016 年 1 月

序

　　随着世界医学科学的迅猛发展，借鉴国外的成熟经验，使我们少走弯路是可循之矩。最近几年，一些重要的国际学术组织如OARSI、NASS、AAOS⋯⋯基于循证医学和专家共识发布了部分骨科疾病诊疗指南及更新版指南，这些指南对于帮助临床医生少重复别人的错误，选择合理的诊疗方案有着重要的意义。所幸今有河南省南阳市骨科医院白金广等专家将这些指南检索整理，编译成册，结集奉献，参考运用变得方便而快捷。本书的出版对国家和所有医生业务开展必定助益匪浅，并可矫正以往诊疗中的谬误。竭诚希望对您有所帮助。

毛宾尧

2016 年 1 月

前　言

近年来骨科事业发展很快，这首先得益于内置物研发与技术更新的加速。然而由于很多医生得不到系统和规范化培训，特别是对疾病诊治技术与新器械使用方法的规培，很多人已习惯了凭个人经验行事，缺乏对大数据和循证医学的认知，所以不恰当诊疗在所难免。其实国际学术界早已关注到这种状况，一些重要的国际学术组织如 OARSI、NASS、AAOS……基于循证医学和专家共识不断发布一些骨科疾病诊疗指南及更新版指南，这些指南对于帮助临床医生少重复别人的错误，选择合理的诊疗方案有着重要的意义。但是这些指南都是零散和间断发表于不同文献上的，查找不便，如今我们组织了部分专家将这些指南检索整理，编译成册，希望能给大家提供一本有价值的参考书。

本书在编写过程中承蒙我国著名骨科专家王坤正教授和毛宾尧教授的热情指导，在此向两位老师的指导帮助表示衷心的感谢！向为本书编写过程中倾注辛勤劳动的丁露秘书深表感谢！同时衷心感谢被书中所引用文献的国内外作者！

由于本人学术水平有限，加之编写经验不足，书中可能会出现不当之处，敬请各位老师、同仁批评指正。

白金广敬书
2016 年 1 月

目　录

第一篇

关节篇

一、美国骨科医师学会肩关节骨性关节炎治疗指南解读

骨性关节炎（osteoarthritis，OA）是一种以关节软骨的变性、破坏及骨质增生为特征的慢性关节病。骨性关节炎属中医学"骨痹"范畴。骨关节炎可以分成原发性和继发性两种。原发性的找不到病因，继发性的系在原有疾病基础上发展成骨关节炎。有许多疾病，包括先天性关节发育异常、儿童时期关节病变、外伤、各种代谢性疾病和多种促使软骨崩溃的关节内炎症，它们的共同通路是骨关节炎。

骨关节炎的发生与年龄有着密切的关系，流行病学调查：年龄低于45岁的，发病率为2%~3%；45~64岁的，为24.5%~30%；超过65岁的，可高达58%~68%。有接近1/4的骨性关节炎患者的生活质量受到严重损害，主要源于身体功能和个人角色的下降，以及日益加重的躯体疼痛，由这些躯体的影响可导致抑郁、焦虑和社会关系受到损害。尽管承受如此巨大的负担，但是有将近1/3的骨关节炎患者并未寻求治疗。

肩关节骨性关节炎在美国发病率较高，女性较为常见，发病年龄有低龄化发展趋势，是仅次于膝关节、髋关节的骨性关节炎。此为需要外科治疗干预的关节退行性疾病。患者常常因肩关节反复疼痛、关节功能逐渐丧失和生活质量进行性下降而就诊。美国骨科医师学会（American Academy of Orthopaedic Surgeons，AAOS）组织相关专家在循证医学的基础上制定了肩关节骨性关节炎治疗指南临床实践指南，并于2011年9月在 The Journal of Bone and Joint Surgery（JBJS）杂志上发表了其摘要 。鉴于该指南为AAOS制定的唯一有关肩关节骨性关节炎的治疗指南，为方便国内广大基层医院骨科医师以及医疗决策者了解国外肩关节炎的诊疗指南，我们即针对指南中的主要内容加以介绍。

本指南通过搜索6个电子数据库（PubMed，EMBASE，CINAHL，The Cochrane Library，The National Guidelines Clearinghouse and TRIP database）中自1966年1月至2009年6月的所有相关文献，采用循证医学方法制定。

AAOS制定该指南的目的是提供一些具体初步建议，具体到谁应该做些什么、在什么时候、哪里、多长时间或多少次。各建议依据GRADE（the grading of recommendations assessment，development and evaluation）进行分级推荐。

本指南不对具体原则、推荐原因及推荐的证据支持进行阐述。强烈建议本文的读者查阅指南的全文并阅读相关论证信息。我们相信读者通过阅读全文及相关论证报告将会了解到，本推荐指南是通过剔除偏差、增强透明度、提升重复性等系统的循证医学处理制定的。这一指南并不是完全独立地，应视患者的具体情况确定最终的治疗选

择。依据患者、医生及其他卫生保健医生之间的相互沟通确定个体化的治疗方案和手术方式。

该指南强调，这些建议适用于明确诊断为肩关节骨性关节炎的成年患者（年龄≥19岁），且使用该指南时应结合患者及医师具体情况应用。

（一）推荐指南

为了实现患者的最佳处理，医师协作小组列出本推荐指南如下：

（1）本协作组既不推荐也不反对对肩关节骨关节炎患者实施初期的物理治疗。（推荐强度：不确定）

（2）本协作组既不推荐也不反对对肩关节骨关节炎患者实施初期的药物治疗。（推荐强度：不确定）

（3）本协作组既不推荐也不反对对肩关节骨关节炎患者注射皮质类固醇药物治疗。（推荐强度：不确定）

（4）治疗肩关节骨性关节炎患者时使用注射用透明质酸钠可作为一项治疗选择。（推荐强度：弱）

（5）本协作组既不推荐也不反对对肩关节骨关节炎患者实施关节镜治疗。通过这一治疗方式可实施关节清理、关节囊松解，软骨成形，微骨折，游离体摘除，生物植入移植，肩峰下减压，锁骨远端切除，肩锁关节切除，肱二头肌腱切断或固定以及上唇修复等手术操作。（推荐强度：不确定）

（6）本协作组既不推荐也不反对对肩关节骨关节炎患者实施开放清理和（或）非假体或生物植入成形术。这一治疗方式包括：同种异体移植，生物植入移植，自体移植。（推荐强度：不确定）

（7）治疗肩关节骨性关节炎患者时使用全肩关节置换术或半肩置换术可作为一项治疗选择。（推荐强度：弱）

（8）本协作组既不推荐也不反对全肩关节置换术胜过半肩置换术来治疗肩关节骨关节炎。（推荐强度：中等）

（9）对于患者来说，避免由每年少于2台肩关节置换术的术者行关节置换是一项减少术后并发症发生率的选择。（推荐强度：弱）

（10）在缺乏可靠证据的情况下，本医师协作组建议医师对肩关节置换患者实施围手术期的机械性和（或）化学性静脉血栓（VTE）预防性治疗。（推荐强度：一致共识）

（11）可选用龙骨状或栓桩状的全聚乙烯骨水泥型关节盂假体行全肩关节置换。（推荐强度：弱）

（12）在缺乏可靠证据的情况下，本医师协作组主张全肩关节置换术不应对存在不可修复的肩袖撕裂的肩关节骨关节炎患者实施。（推荐强度：一致共识）

（13）本协作组既不推荐也不反对肩关节骨关节炎患者行肩关节置换术时行肱二头肌腱切断或固定术。（推荐强度：不确定）

（14）本协作组既不推荐也不反对肩关节骨关节炎患者经肩下经腱入路或小结节截骨入路行肩关节置换术。（推荐强度：不确定）

（15）本协作组既不推荐也不反对肩关节骨关节炎患者行肩关节置换术时使用特殊设计的肱骨假体或采用特殊的固定方法固定假体。（推荐强度：不确定）

（16）本协作组既不推荐也不反对在肩关节置换术后行物理治疗。（推荐强度：不确定）

（二）具体分析

该指南还认为，目前在治疗肩关节骨性关节炎中被普遍使用的一些治疗方法大部分都有一些已知风险，尤其是侵入性治疗和手术治疗。此外，各种治疗决策矛盾广泛存在。通过深入研究，我们发现应该提高骨科医疗风险管理重视程度，建立系统的骨科风险因素分类方法，加强骨科高风险环节和人群的针对性管理。具体分析如下：

（1）提高骨科医疗风险管理重视程度：骨科医疗风险事件不仅给患者带来身心损害，也使社会、医疗机构和医护人员蒙受巨大损失。美国宾夕法尼亚州的骨科医生有一半被患者提起过民事诉讼。骨科医疗事故发生率高，并且可能对患者造成永久性伤害，医疗机构也会为此付出巨额赔偿。这对于患者或医疗机构而言都是巨大损失，是双方都不愿看到的。加强骨科医疗风险管理可降低医疗风险的发生率。鉴于此，采取合理有效的防范措施对骨科医疗风险予以控制显得越来越重要。

（2）建立系统的骨科风险因素分类方法：AAOS 通过多维度分类方法，如肩关节骨性关节炎治疗指南中，是从原因及影响两个维度入手，分别对骨科医疗风险影响因素进行自上而下的逐级分类。每例医疗安全事件都能找到其对应的原因分类点，结构清晰，内容明了。通过该方法，可对骨科医疗风险进行根本原因分析和归纳，进而筛选最有价值的风险控制点，为建立防范措施提供数据支持。建议可根据我国骨科患者多、发生原因复杂等特点，在借鉴 AAOS 多轴心因素分类方法的基础上，探索建立适合我国的骨科医疗风险影响因素分类方法，进而筛选骨科风险高发因素，采取针对性防范措施。

（3）加强骨科高风险环节和人群的针对性管理：骨科医疗风险主要集中于设备错误、传达错误、手术位错误三方面，因此应从这三点着手进行风险预防。

1）设备错误的防范。设备错误中操作误差发生最多。操作误差主要为人员方面的因素。因此，首先，强化医师业务培训，通过学习增强医务人员责任意识，掌握各种不同植入物（如同种异体移植，生物植入移植，自体移植）的适应证、设备（如关节镜）的操作和技巧，手术方式的选择（如肩关节置换术全肩与半肩）。尤其是新型植入物，要求严格掌握适应证，尽量避免医源性不良事件发生。其次，提高患者保护意识。在术前和患者及其家属良好沟通，让患者对自己的病情、手术方式、植入物充分了解，提高自我保护意识。

2）沟通传达错误的防范。沟通传达错误的防范传达错误主要表现为沟通方面。提示骨科医务人员要进一步加强医患沟通，充分尊重患者知情权，建立平等、融洽的医患关系，履行好告知义务。在术前，要向患者交代手术目的、手术方式和术中、术后可能发生的并发症或意外，履行合法的签字手续，增进相互理解和信任，从而使患者积极配合治疗，减少医疗风险的发生。

3）手术位置错误的防范。手术位置错误在国外相关研究中讨论广泛，其发生给医患双方均带来了巨大的损害。对于手术位置错误的预防，国外已开展了很多年，采取了多种有效措施。例如 2001 年，北美脊柱联合会（North American SpineSociety，NASS）针对手术位置错误发展了"签字、标记和 X 线检查"计划。2011 年，美国骨科医师学会肩关节骨性关节炎治疗指南中采用经肩下经腱入路或小结节截骨入路行肩关节置换术。此外，美国医疗机构评审联合委员会（JCA-HO）也通过制定通用治疗方案致力于减少美国骨科错误手术位置的发生率。我国可以借鉴国外经验，采取适合我国骨科特点的预防措施。

因此，在这些治疗措施实施前，医生应该充分预防导致骨科风险的相关问题，并与患者做好充分沟通，权衡其利弊而行之。此外，该指南还强调，该指南建议基于现有文献研究结果，还有许多空白领域需要将来进一步研究。

本文作者：柏立群（北京中医药大学东方医院骨科，北京 100078）
文章来源：《中国医学前沿杂志（电子版）》2012 年第 4 卷第 11 期 63-65。

二、美国骨科医师学会（AAOS）：膝关节骨关节炎循证医学指南（2013 年版）

推荐 1

对于症状性膝关节骨关节炎患者，建议参与自我管理项目，包括力量训练、低强度有氧运动、神经肌肉训练和参与与国家指南一致的体力活动。

推荐等级：强烈推荐。

含义：除非出现一个明确且令人信服的替代方案，临床医生应遵循该项建议。

推荐 2

对于症状性膝关节骨关节炎患者，如果体重指数超过 25，建议减肥。

推荐等级：中度推荐。

含义：临床医生应该遵循该项建议，但如果有其他方法符合患者偏好，可以适当调整治疗方案。

推荐 3a

对于症状性膝关节骨关节炎患者，我们不建议使用针灸疗法。

推荐等级：虽然我们没有进行有害性分析，但我们仍然强烈推荐。

含义：除非出现一个明确且令人信服的替代方案，临床医生应遵循该项建议。

推荐 3b

对于症状性膝关节骨关节炎患者，我们既不赞成也不反对他们使用物理疗法（包括电刺激疗法）。

推荐等级：不确定。

含义：医生应根据自己的经验决定是否采用这种结果"不确定"的治疗，但应时刻关注评估这类治疗损益比的最新研究以帮助临床决策。患者的意愿是决定治疗的关键因素。

推荐 3c

对于症状性膝关节骨关节炎患者，我们既不赞成也不反对他们使用按摩治疗。

推荐等级：不确定。

含义：医生应根据自己的经验决定是否采用这种结果"不确定"的治疗，但应时刻关注评估这类治疗损益比的最新研究以帮助临床决策。患者的意愿是决定治疗的关键因素。

推荐 4

对于症状性膝关节骨关节炎患者，我们既不赞成也不反对他们使用外翻应力支具

（使膝内侧间室不负重）。

推荐等级：不确定。

含义：医生应根据自己的经验决定是否采用这种结果"不确定"的治疗，但应时刻关注评估这类治疗损益比的最新研究以帮助临床决策。患者的意愿是决定治疗的关键因素。

推荐 5

对于症状性膝关节骨关节炎患者，不建议使用外侧楔形鞋垫。

推荐等级：中度推荐。

含义：临床医生应该遵循该项建议，但如果有其他方法符合患者偏好，可以适当调整治疗方案。

推荐 6

对于症状性膝关节骨关节炎患者，我们不建议使用氨基葡萄糖和软骨素。

推荐等级：虽然我们没有进行有害性分析，但我们仍然强烈推荐。

含义：除非出现一个明确且令人信服的替代方案，临床医生应遵循该项建议。

推荐 7a

对于症状性膝关节骨关节炎患者，我们推荐口服或局部使用非甾体抗炎药或曲马多。

推荐等级：强烈推荐。

含义：除非出现一个明确且令人信服的替代方案，临床医生应遵循该项建议。

推荐 7b

对于症状性膝关节骨关节炎患者，我们既不赞成也不反对他们使用对乙酰氨基酚、阿片类药物以及其他镇痛处理。

推荐等级：不确定。

含义：医生应根据自己的经验决定是否采用这种结果"不确定"的治疗，但应时刻关注评估这类治疗损益比的最新研究以帮助临床决策。患者的意愿是决定治疗的关键因素。

推荐 8

对于症状性膝关节骨关节炎患者，我们既不赞成也不反对他们使用关节腔内注射糖皮质激素

推荐等级：不确定。

含义：医生应根据自己的经验决定是否采用这种结果"不确定"的治疗，但应时刻关注评估这类治疗损益比的最新研究以帮助临床决策。患者的意愿是决定治疗的关键因素。

推荐 9

对于症状性膝关节骨关节炎患者，我们不建议使用透明质酸。

推荐等级：尽管没有进行有害性分析，本指南仍然强烈推荐。

含义：除非出现一个明确且令人信服的替代方案，临床医生应遵循该项建议。

推荐 10

对于症状性膝关节骨关节炎患者，我们既不赞成也不反对他们使用关节腔内注射

生长因子和/或富血小板血浆。

推荐等级：不确定。

含义：医生应根据自己的经验决定是否采用这种结果"不确定"的治疗，但应时刻关注评估这类治疗损益比的最新研究以帮助临床决策。患者的意愿是决定治疗的关键因素。

推荐 11

对于症状性膝关节骨关节炎患者，不建议使用注射器灌洗治疗。

推荐等级：中度推荐。

含义：临床医生应该遵循该项建议，但如果有其他方法符合患者偏好，可以适当调整治疗方案。

推荐 12

对于主要诊断为症状性膝关节骨关节炎患者，我们不建议使用关节镜下灌洗和/或清理术。

推荐等级：尽管没有进行有害性分析，本指南仍然强烈推荐。

含义：除非出现一个明确且令人信服的替代方案，临床医生应遵循该项建议。

推荐 13

对于合并半月板破裂的膝关节骨关节炎患者，我们既不赞成也不反对在关节镜下行半月板部分切除术。

推荐等级：不确定。

含义：医生应根据自己的经验决定是否采用这种结果"不确定"的治疗，但应时刻关注评估这类治疗损益比的最新研究以帮助临床决策。患者的意愿是决定治疗的关键因素。

推荐 14

对于症状性的膝内侧骨性关节炎患者，医生可能可以实施胫骨近端外翻截骨术。

推荐等级：有限。

含义：医生应根据自己的经验决定是否采用该建议，但应高度关注那些反对该项治疗的最新研究。患者的意愿是决定治疗的关键因素。

推荐 15

由于缺乏可信的证据，对于症状性内侧间室膝关节骨关节炎患者，本工作组建议不使用自由浮动的（非固定）间隔装置。

推荐等级：专家共识。

含义：尽管他们可以优先选择，但是否遵循该项建议主要由医生决定，但患者的意愿是决定治疗的关键因素。

文章来源：Published 2013 by the American Academy of Orthopaedic Surgeons

三、中国髋、膝关节置换术围术期抗纤溶药序贯抗凝血药应用方案的专家共识

国家卫生计生委公益性行业科研专项
《关节置换术安全性与效果评价》项目组
岳　辰[1]　裴福兴[1]　翁习生[2]　邱贵兴[2]　阮长耿[3]

1. 四川大学华西医院骨科，成都 610041；2. 中国医学科学院北京协和医院骨科，北京 100730；3. 江苏省血液研究所，苏州 215006。

髋、膝关节置换术常可伴随大量失血。根据文献报道，髋、膝关节置换术围术期总失血量多在 1 000 mL 以上，输血率高达 30%~60%。大量失血可增加患者的围术期风险和经济负担。髋、膝关节置换术围术期失血除手术切口直接出血外，由手术创伤引起的纤溶反应增强所致的失血约占总失血量的 60%，而且，膝关节置换术中应用止血带所引起的组织缺血灌注损伤可进一步增强纤溶反应，增加出血量。

氨甲环酸（tranexamic acid，TXA）是一种抗纤溶药，其与纤溶酶原的赖氨酸结合位点具有高亲和性，可封闭纤溶酶原的赖氨酸结合位点，使纤溶酶原失去与纤维蛋白结合的能力，导致纤溶活性降低，从而发挥止血作用。目前，大量研究均已证实氨甲环酸能有效减少髋、膝关节置换术围术期的失血量并降低输血率，且不增加术后静脉血栓栓塞症发生的风险。

髋、膝关节置换术患者是静脉血栓栓塞症的高发人群，应用抗凝血药物能有效降低静脉血栓栓塞症的发生率。为了在髋、膝关节置换术围术期更好地平衡抗纤溶药与抗凝血药的应用，既可减少患者的出血量、降低输血率，又不增加患者发生静脉血栓栓塞症的风险，保障医疗安全。国家卫生计生委公益性行业科研专项《关节置换术安全性与效果评价》项目组（项目编号：201302007）和《中华骨与关节外科杂志》编辑部邀请国内专家，复习国内外 27 篇 meta 分析和 260 多篇论著，结合项目组 26 家大型医院数据库和 50 家推广医院数据库共 13 300 例髋、膝关节置换术病例中 8 426 例氨甲环酸应用经验，以及全国 12 场氨甲环酸临床应用区域会议征求意见结果，遵循循证医学原则，达成髋、膝关节置换术围术期抗纤溶药序贯抗凝血药应用的专家共识，供广大骨科医师在临床工作中参考应用。但在应用氨甲环酸前应结合患者的全身情况，参照氨甲环酸药物说明书或《中国药典》，遇有不良反应及时处理。

（一）髋关节置换术围术期的氨甲环酸应用

1. 静脉应用

11 篇 meta 分析及 19 篇前瞻性随机对照研究报道氨甲环酸给药方式主要为单次静脉滴注或二次间隔静脉滴注，二次给药间隔时间为 3 h。单次给药剂量为 15~20 mg/kg或总量 1 g；二次间隔给药剂量为每次 10~20 mg/kg 或每次总量 1 g。

推荐：①单次给药法：髋关节置换术切开皮肤前 5~10 min 氨甲环酸 15~20 mg/kg或总量 1 g 静脉滴注完毕；②二次间隔给药法：首次给药同单次给药法，3 h 后根据引流情况再次给药，剂量同前。

2. 局部应用

研究表明，氨甲环酸局部应用能够提高局部药物浓度，减少全身吸收，1 篇 meta分析及 4 篇前瞻性对照研究报道，氨甲环酸 2~3 g 局部应用可以有效减少出血、降低输血率。目前，有关氨甲环酸的局部应用尚无统一标准，特别是对于术后是否放置引流管及引流管夹闭后何时开放仍存在争议，各报道中术后引流管夹闭时间为 30 min 到2 h不等。因此，氨甲环酸在髋关节置换术中局部应用的具体方法及术后引流管夹闭时间有待进一步研究。

推荐：氨甲环酸在髋关节置换术中局部应用的推荐剂量为 2~3 g。

3. 静脉和局部联合应用

研究报道，氨甲环酸在髋关节置换术围术期静脉滴注联合局部应用相比单纯静脉滴注或局部应用能更有效减少出血、降低输血率。具体方法为髋关节置换术切开皮肤前 5~10 min 以氨甲环酸 15~20 mg/kg 静脉滴注完毕，同时关闭切口前以总量 1~2 g 氨甲环酸局部应用。

推荐：髋关节置换术切开皮肤前 5~10 min 用氨甲环酸 15~20 mg/kg 静脉滴注完毕，同时关闭切口前氨甲环酸 1~2 g 局部应用。

（二）膝关节置换术围术期的氨甲环酸应用

1. 静脉应用

13 篇 meta 分析及 16 篇前瞻随机对照研究报道，氨甲环酸给药方式主要为单次静脉滴注或二次间隔静脉滴注，二次给药间隔为 3 h。单次给药时间应在手术开始前（不用止血带者）或松止血带前 5~10 min，剂量为 10~20 mg/kg 或总量 1 g；二次给药时间为首次给药后 3 h 再次给药，剂量为每次 10~20 mg/kg 或每次总量 1 g。

推荐：①单次给药法：膝关节置换术切开皮肤前（不用止血带者）或松止血带前5~10 min 氨甲环酸 10~20 mg/kg 或 1 g 静脉滴注完毕。②二次间隔给药法：首次药同单次给药法，3 h 后根据引流情况再次给药，剂量相同。

2. 局部应用

4 篇 meta 分析及 12 篇前瞻随机对照研究报道氨甲环酸局部应用的最有效剂量 ≥2g，最低有效浓度 ≥20 mg/mL，大剂量（≥2 g）和高浓度（≥20 mg/mL）氨甲环酸局部应用能有效减少膝关节置换术围术期出血、降低输血率。局部应用方法为关闭切口前关节腔灌注，或关闭切口后通过引流管逆行注入，或通过注射器关节腔内注射。各报道中术后引流管夹闭时间为 30 min 到 2 h 不等，仍存在争议，有待进一步研究。

推荐：氨甲环酸在膝关节置换术中的局部应用应在关闭切口前后，局部应用的剂量≥2 g 或浓度≥20 mg/mL。

3. 静脉和局部联合应用

联合给药方法为松开止血带 5～10 min 前氨甲环酸 15～20 mg/kg 或 1 g 静脉滴注，同时关闭切口前以氨甲环酸 1～2 g 局部注入。联合用药能有效减少膝关节置换术围术期出血、降低输血率。

推荐：膝关节置换术切开皮肤前（不用止血带者）或松止血带前 5～10 min 氨甲环酸 15～20 mg/kg 或 1 g 静脉滴注完毕，同时关闭切口前氨甲环酸 1～2 g 局部应用。

（三）髋、膝关节置换术围术期抗纤溶药序贯抗凝血药应用

髋、膝关节置换术围术期应用抗纤溶药氨甲环酸后序贯应用抗凝血药，既能减少出血，又不增加静脉血栓栓塞症发生风险。氨甲环酸的止血效果与其应用剂量和应用次数有关，但随着剂量或次数的增加，静脉血栓栓塞症的发生风险也可能增大。理论上认为，抗凝血药物在术后应用越早、持续时间越长，患者发生静脉血栓栓塞症的风险越小，但发生出血的风险增大。为了达到抗纤溶药和抗凝血药的平衡，应在髋、膝关节置换术围术期应用氨甲环酸 6 h 后根据引流量的变化，选择抗凝血药应用时间。大部分患者术后 6～12 h 内伤口出血趋于停止，如引流管无明显出血或引流管血清已分离则表明伤口出血趋于停止，应在 12 h 内应用抗凝血药；若个别患者术后 12 h 仍有明显出血，可延后应用抗凝血药。

髋、膝关节置换术后抗凝血药物预防持续时间应根据《中国骨科大手术静脉血栓栓塞症预防指南》，推荐预防时间最短为 10 d，可延长至 11～35 d。在应用时应注意抗凝血药物的有效性和安全性，当患者出现凝血功能异常或出血事件时，应综合评价出血与血栓的风险，及时调整药物剂量或停用。

本共识制定专家和项目组专家共 54 人，各位专家在共识制定过程中贡献了自己的宝贵经验和建议，才使得共识达到了更高的学术水平和应用价值，特向各位专家致以衷心地感谢！

摘自：《中华骨与关节外科杂志》2015 年 8 月第 8 卷第 4 期 281-285。

四、2013 IDSA：美国假体关节感染 诊断及治疗指南推荐内容

2013 年 1 月，美国感染病学会（IDSA）制定了《假体关节感染的诊断和管理指南》。

指南的执行摘要中提供了以下 39 条推荐：假体关节感染（PJI）术前评估，术中检测。PJI 定义术前评估，如图 1-1 所示。

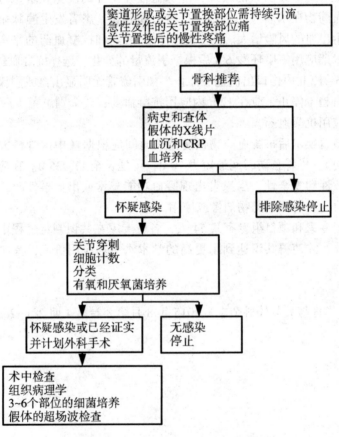

图 1-1　PJI 术前及术中诊断

1. 术前诊断

（1）若患者存在以下情况，须考虑诊断 PJI：持续的关节置换部位窦道形成，或置换部位需持续引流；急性发作的置换部位疼痛；关节置换后的持续慢性疼痛，特别是

既往有伤口愈合障碍或者浅表深部感染，关节置换术后无明显症状，间歇一定时间后出现的关节置换部位疼痛。

（2）评估患者是否为 PJI 需要结合病史和体检。病史需要提供的情况包括：假体类型，植入假体日期，既往关节部位手术史，关节部位切口愈合情况，既往是否存在感染，近期关节部位的症状，药物过敏，内科疾病，关节内抽吸培养结果，抗菌治疗策略及效果。

（3）怀疑 PJI 而临床表现并不明显的患者需要进行 ESR 及 CRP 的检测。ESR 及 CRP 结合，可以为感染的诊断提供较高的特异性和敏感性。

（4）怀疑 PJI 的患者需行疾病部位的 X 片检测。

（5）诊断急性可疑 PJI 的患者除非临床诊断明确，计划进行手术，否则推荐所有患者进行关节内的诊断性穿刺，关节腔穿刺术同时可考虑应用于那些 CRP 或者 ESR 不明原因升高，同时伴有慢性置换部位关节疼痛而无其他原因可以解释的患者。而若最终计划手术或者预测检测结果并不会改变治疗方案的患者则无须进行该操作。关节腔内滑囊液分析包括全细胞计数，不同类别的白细胞计数，厌氧菌及需氧菌培养。

（6）对临床状况稳定的患者，停止使用抗生素治疗 2 周以上可以提高关节腔穿刺液体的细菌培养阳性率。

（7）若患者存在发热，或急性起病，或存在血液系统感染症状，则推荐对患者进行厌氧细菌培养阳性率。

（8）影像学诊断措施，如骨扫描，白细胞扫描，磁共振，CT，PET 等可以帮助 PJI 的诊断。

2. PJI 的术中诊断

（9）术中的置换假体周围组织的组织病理学样本对诊断关节感染非常重要，并且是一个非常可靠的指标。对临床诊断 PJI 困难的患者，进行关节置换翻修时可以获取组织样本进行诊断，诊断的结果对后续制定治疗策略具有重要的参考价值。

（10）在对关节置换处进行翻修、清创时需至少获取 3 个不同部位的标本进行诊断，最佳个数为 5 个或 6 个。

（11）若患者临床症状稳定，可考虑术前停用抗生素 2 周以便获得较高的细菌培养成功率。

（12）存在和关节置换假体部位相通的窦道可以考虑诊断 PJI。

（13）在进行关节置换部位的清创和翻修时获得的组织病理学表现为急性炎症性改变可以考虑诊断为 PJI。

（14）在关节置换假体周围存在不明原因的化脓渗出时考虑诊断 PJI。

（15）术前两次或以上的细菌培养结果，或者是术前及术中细菌培养结果均为同一种细菌时可以考虑诊断 PJI。穿刺液体或清创获取的软组织内若培养出毒力较强的微生物也可考虑诊断 PJI。多个培养标本中只一个标本培养出毒力较低的细菌通常可能是标本被污染所至，不能凭此诊断 PJI，须和其他相关检测及临床表现进行结合。

（16）即使患者的临床表现及检测不符合 PJI 的诊断，某些患者也不能完全排除 PJI，临床医生需结合目前患者的临床症状、实验室检测、影像学检测、既往病史等对

PJI 做出合理的诊断。

3. PJI 患者如何进行手术治疗策略的选择

（17）手术治疗策略需要骨科医生和相关学科的医生共同商讨后实施。

（18）对假体植入 30 天内，或急性起病 3 周内，感染部位不存在持续的窦道，假体无松动的患者，可以考虑进行假体清创，保留假体。对那些不符合上述标准但存在较大手术风险或其他相关手术禁忌证的患者也可考虑上述治疗措施，但感染的再发生率会增高。如图 1-2。

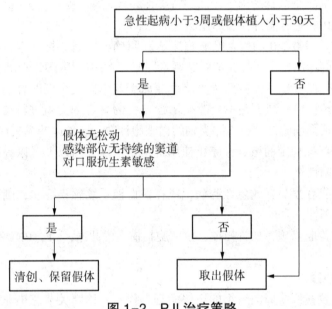

图 1-2 PJI 治疗策略

（19）2 阶段感染治疗策略使用较多，其应用的指征为：1 阶段清创+假体留置不适合，而身体条件可以承受多次手术，并且置换部位允许进行再次假体植入的患者。在进行再次假体植入前需对患者的 ESR 及 CPR 等指标进行检测以评估手术治疗的成功率。研究者认为多次的 2 阶段治疗有助于提高感染治疗的成功率。如图 1-3 所示。

（20）1 阶段清创或者单阶段假体置换在美国应用较少，但可以使用与那些术前诊断已经较为明确，已应用抗生素治疗较长时间，在感染部位可以提供较好的软组织覆盖的髋关节置换患者。若置换部位需要再植骨，而抗生素性骨水泥不能应用时感染概率会显著增高。如图 1-3。

（21）永久关节假体切除术适用：不能运动的患者；若患者骨量较差，软组织覆盖较差或者感染病原体抗药性较强，无好的治疗药物；该手术部位之前接受较多次手术治疗；患者接受 2 阶段治疗失败，而考虑到其感染复发的危险性 2 阶段手术治疗方案不可接受等情况。

（22）截肢术是最后的治疗措施。除非在紧急情况下，否则对所有 PJI 患者在截肢前均需要在该方面有丰富治疗经验的医生进行评估，以确保该患者确实存在非截不可的必要。如图 1-4。

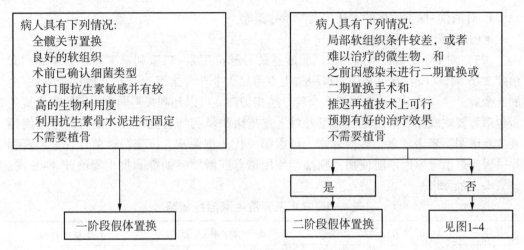

图 1-3　PJI 治疗策略：移除假体

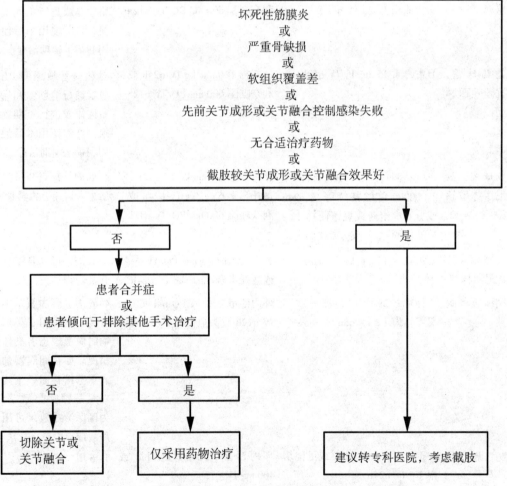

图 1-4　不能再次进行假体置换的 PJI 患者的治疗策略

4. 对清创+保留假体的 PJI 患者的治疗策略

• PJI 葡萄球菌性 PJI。

（23）对 PJI 患者，术后药敏试验敏感的静脉抗生素+口服利福平 300~450 mg bid 治疗 2~6 周，后利福平+相应的口服抗生素治疗 3 个月（全髋）或 6 个月（全膝）。全肘，全肩，全踝的 PJI 治疗策略和全膝置换相类似。可以和利福平同时使用的口服抗生素包括悉复欢或左氧氟沙星，若患者对上述喹诺酮类药物有副反应，则可以考虑使用复方新诺明，米诺环素，多西环素，口服第一代头孢菌素，抗葡萄球菌青霉素。若利福平因为过敏等原因不能使用，则推荐使用培养药敏敏感的静脉抗生素治疗 4~6 周。如表 1-1 所示。

表 1-1   PJI 患者抗生素治疗策略

微生物	推荐治疗策略/方案	备选治疗策略/方案	治疗效果评价
葡萄球菌，苯唑西林敏感型	乙氧萘青霉素 1.5~2g IV q4~6h 或头孢唑啉 1~2 gIV q8h 或头孢曲松 1~2g IV q24 h	万古霉素 15 mg/kg IV q12h 或达托霉素 6 mg/kg IV q24h 或利奈唑酮 600 mg PO/IV q12 h	对利福平敏感型 PJI 患者进行清创术和保留假体或进行 1 期置换，推荐使用术后使用利福平辅助治疗。
葡萄球菌，抗苯唑西林型	万古霉素 15 mg/kg IV q12h	达托霉素 6 mg/kg IV q24h 或利奈唑酮 600 mg PO/IV q12h	对利福平敏感型 PJI 患者进行清创术和保留假体或进行 1 期置换，推荐使用术后使用利福平辅助治疗。
肠球菌，盘尼西林敏感型	盘尼西林 G 20000000~24000000 单位持续静滴 q24h 或分 6 次给药或氨苄西林 12 g 持续静滴 q24h 或分 6 次给药	万古霉素 15 mg/kg IV q12h 或达托霉素 6 mg/kg IV q24h 或利奈唑酮 600 mg PO/IV q12h	4~6 周，盘尼西林过敏患者可用万古霉素
肠球菌，抗盘尼西林型	万古霉素 15 mg/kg IV q12h	利奈唑酮 600 mg PO/IV q12h 或达托霉素 6 mg/kg IV q24h	4~6 周，可加氨基糖苷类药物
铜绿假单胞菌	头孢吡肟 2g IV q12h 或美罗培南 1 g IV q8h	环丙沙星 750 mg PO bid 400 mg IV q12h 或头孢他啶 2 giv q8h	4~6 周，可加氨基糖苷类，同时用 2 类药物时应考虑患者具体情况。如在间隔器加入氨基糖苷而微生物对氨基糖苷类敏感，为确保治疗效果可用静滴或口服单一疗法
肠杆菌	头孢吡肟 2 g IV q12h 或厄他培南 1 g IV q24h	环丙沙星 750 mg PO bid 或 400 mg IV q12h	4~6 周
肠杆菌	皮试后用 β-内酰胺类药物或环丙沙星 750 mg PO bid		4~6 周

续表

微生物	推荐治疗策略/方案	备选治疗策略/方案	治疗效果评价
β溶血型链球菌	盘尼西林 G 20000000 ~ 24000000 单位持续静滴 q24h 或分 6 次给药或头孢曲松 2 g IV q24h	万古霉素 15 mg/kg IV q12h	4~6 周, 万古霉素过敏患者慎用
痤疮丙酸杆菌	盘尼西林 G 2000000 单位持续静滴 q24h 或分 6 次给药或头孢曲松 2 g IV q24h	克林霉素 600~900 mg IV q8h 或克林霉素 300~450 mg PO bid 或万古霉素 15 mg/kg IV q12h	4~6 周, 万古霉素过敏患者慎用

（24）门诊静脉使用抗生素治疗需要符合相关治疗的指南规范。

（25）服用上述复方新诺明、米诺环素、多西环素, 口服第一代头孢菌素、抗葡萄球菌青霉素等口服药物时可能会存在一定抑菌作用。不推荐单独使用利福平进行感染的慢性抑制, 而利福平联合使用时则不是常规治疗策略。目前专家组对利福平治疗后的抑菌效果意见尚不统一。在应用上述药物时需要对毒性和有效性进行监测。对患者应用慢性抑制疗法时需要综合考虑患者的个体情况, 包括在治疗初期使用利福平的可能性, 假体持续性松动可能, 骨量丢失, 长时间使用抗生素治疗的副作用。所以慢性抑制疗法通常只适用于不适合或者拒绝关节假体更换, 或者截肢的患者。如表 1-2 所示。

表 1-2　常用的慢性口服抑菌药物选择

微生物	推荐治疗方案	备选方案
葡萄球菌, 苯唑西林敏感型	头孢氨苄 500 mg PO tid/qid 或头孢拉定 500 mg PO tid	双氯西林 500 mg PO tid/qid 克林霉素 300 mg PO qid 阿莫西林–克拉维酸 PO tid
葡萄球菌, 抗苯唑西林型	复方新诺明 1DS tab PO tid 米诺环素或强力霉素 100 mg PO bid	
β溶血型链球菌	盘尼西林 V 500 g PO bid to qid 或阿莫西林 500 g PO bid	头孢氨苄 500 g PO bid/qid
肠球菌, 盘尼西林敏感型	盘尼西林 V 500 g PO bid to qid 或阿莫西林 500 g PO bid	
铜绿假单胞菌	环内沙星 250~500 mg PO bid	
肠杆菌	复方新诺明 1DS tab PO tid	口服 β-内酰胺类药物需经皮试
痤疮丙酸杆菌	盘尼西林 V 500 g PO bid to qid 或阿莫西林 500 g PO bid	头孢氨苄 500 mg PO tid/qid 或米诺环素或强力霉素 100 mg PO bid

文章来源：《临床感染疾病》[Clin Infect Dis, 2013; 56 (1)：e1 - 25]。

• 其他微生物的治疗策略。

Ⅳ：对假体取出计划或非计划再次植入的患者的治疗策略

（26）药敏敏感的抗菌药物静脉内或口服治疗 4~6 周。

（27）门诊静脉使用抗生素治疗需要符合相关治疗的指南规范。

（28）采用上述治疗策略（表1-2）可以取得抑制细菌的效果。对革兰氏阴性菌使用氟喹诺酮类药物治疗后取得慢性抑制效果的治疗策略目前并未获得统一的认识。在应用上述药物时需要对毒性和有效性进行监测。。

（29）药敏敏感的抗菌药物静脉内或口服治疗4~6周。

（30）门诊静脉使用抗生素治疗需要符合相关治疗的指南规范。

6. PJI1阶段假体更换治疗的患者的治疗策略

• 葡萄球菌性PJI。

（31）对PJI患者，术后药敏试验敏感的静脉抗生素+口服利福平300~450 mg bid治疗2~6周，后利福平+相应的口服抗生素治疗3个月。可以和利福平同时使用的口服抗生素包括悉复欢或左氧氟沙星，若患者对上述喹诺酮类药物有副反应，则可以考虑使用复方新诺明、米诺环素、多西环素，口服第一代头孢菌素、抗葡萄球菌青霉素。若利福平因为过敏等原因不能使用，则推荐使用培养药敏敏感的静脉抗生素治疗4~6周。

（32）门诊静脉使用抗生素治疗需要符合相关治疗的指南规范。

（33）服用上述复方新诺明、米诺环素、多西环素，口服第一代头孢菌素、抗葡萄球菌青霉素等口服药物时可能会存在一定抑菌作用。不推荐单独使用利福平进行感染的慢性抑制，而利福平联合使用时则不是常规治疗策略。目前专家组对利福平治疗后的抑菌效果意见尚不统一。在应用上述药物时需要对毒性和有效性进行监测。对患者应用慢性抑制疗法时需要综合考虑患者的个体情况，包括在治疗初期使用利福平的可能性，假体持续性松动可能，骨量丢失，长时间使用抗生素治疗的副作用。所以慢性抑制疗法通常只适用于不适合或者拒绝关节假体更换，或者截肢的患者。

• Organisms其他细菌感染PJI。

（34）药敏敏感的抗菌药物静脉内或口服治疗4~6周。

（35）门诊静脉使用抗生素治疗需要符合相关治疗的指南规范。

（36）采用上述治疗策略（表1-2）可以取得抑制细菌的效果。对革兰氏阴性菌使用氟喹诺酮类药物治疗后取得慢性抑制效果的治疗策略目前并未获得统一的认识。在应用上述药物时需要对毒性和有效性进行监测。

7. PJI截肢术后治疗。

（37）手术确保彻底清除感染组织和骨，在术后静脉应用抗生素24~48 h。若持续存在感染或者脓毒血症情况，则根据感染控制情况决定使用抗生素时间。

（38）若术后存在以下情况，则推荐静脉或口服应用抗生素4~6周：尽管经过充分的清创后，感染部位仍存在残留的感染骨或软组织。

（39）门诊静脉使用抗生素治疗需要符合相关治疗的指南规范。

五、JAAOS：氨甲环酸在关节置换术中应用指南

术中失血一直是关节置换手术中的重要问题。临床医生一直在开创各种方法致力于减少术中出血，降低术后输血率。研究发现，术前使用氨甲环酸可以有效地减少围手术期失血，并降低失血率。氨甲环酸是一类合成类药物，通过抑制纤维蛋白溶解和血栓降解可减少失血。

目前临床上使用氨甲环酸药物作为全关节置换围手术期血液管理的一项措施已经得到了一定的认可，但使用的具体剂量、方式等仍存在一定的争议。近期 J stuart Melvin 等在 JAAOS 杂志上就氨甲环酸在围手术期的应用撰文进行了介绍。

（一）基本知识

全球范围内关节置换术年手术量超过百万，关节置换手术术中及术后失血一般较多，文献报道术后输血率在 11%~67% 不等，不仅增加手术费用和疾病传播风险，也从一定程度上增加了关节假体周围感染的概率。

临床上传统的降低围手术期失血的方式包括：术前血储备、血液稀释、术中控制性低血压、术后应用促红素等方式。近期药物类降低失血率的方式逐渐受到重视，如静脉及局部应用氨甲环酸类药物。

氨甲环酸是一类合成药物，可抑制纤维蛋白溶解和血栓降解。手术创伤等会导致机体应激反应，出现血液内的纤溶亢进，氨甲环酸可逆性的和血液内的纤溶酶原上的赖氨酸位点结合，阻止蛋白酶，纤维蛋白原的激活，从而最终抑制纤维蛋白的降解。

氨甲环酸制剂类型包括静脉、口服、局部应用等，广泛应用于心脏、妇产科、胃肠外科、神经外科、骨科等。全关节置换剂量通常为 1~2 g，而其他外科从 1 g（心脏）至 6 g（蛛网膜下腔出血）不等，应用时间从数天至 3 周不等。需要注意的一点是，氨甲环酸在临床说明书上仅应用于血友病出血预防中，所以从严格意义上说，目前大部分氨甲环酸的应用都是超适应证的。

（二）应用

1. 氨甲环酸在初次全膝置换术中的应用

目前临床已经有很多文献支持在全膝关节置换术中应用氨甲环酸可以降低失血和输血率。氨甲环酸按照应用方式不同，可以分为静脉滴注，局部应用，口服等。

近期一项系统评价发现，初次全膝关节置换术围手术期静脉应用氨甲环酸可以降低失血量约 500 mL，降低输血量 1.43 个单位。这一项系统评价中纳入的大部分研究

（14/15）静脉滴注的氨甲环酸剂量较低（10~50 mg/kg），只有一个研究使用了高剂量（150 mg/kg）。

关节置换术中氨甲环酸局部应用也得到了广泛的文献支持。但具体剂量和应用方式有所不同，Georgiadis 报道术中 2.0 g 氨甲环酸+75 mL 生理盐水，关节腔内浸泡 5 min；Chimento 主张 3 g+100 mL 生理盐水关节腔内浸泡；Mutsuzaki 等则建议将 1 g 氨甲环酸溶解在生理盐水内，通过引流管逆行注入关节腔，夹闭引流管 1 h。一项 Meta 分析总结，关节腔内局部应用氨甲环酸 2 g 以上可有效降低术后输血率。

有两项研究比较了局部应用氨甲环酸和静脉用氨甲环酸降低失血的效果。Huang 等（1.5 g iv+1.5 g 局部应用：3.0 g iv）研究发现两者效果相似；Sarzaeem 等对三种不同的应用方式（1.5 g 静脉滴注；3 g 关节腔内浸泡；1.5 g 通过引流管注入关节腔内）比较发现，静脉滴注氨甲环酸降低失血效果更好，关节腔内注射减少术后引流量效果最好。

也有文献报道：氨甲环酸口服在关节置换术中有减少出血的作用。Irwin 比较了静脉滴注 15 mg/kg 和口服 25 mg/kg 氨甲环酸在控制出血方面的效果，发现口服氨甲环酸并不增加副作用发生率，同时能降低出血量。Alipour 等完成的一项随机对照试验也证实，术前 2 h、术后每隔 6 h、持续 18 h 口服 1 g 氨甲环酸可有效减少出血量。

2. 氨甲环酸在初次全髋关节置换中的应用

和全膝关节置换术类似，氨甲环酸在全髋关节置换术中应用能有效降低失血量已经有非常多的文献报道。

全髋关节置换术中氨甲环酸的使用方式和全膝置换相似，但文献报道使用剂量有所差别，Rajesparan 等术前静脉使用 1 g；Niskanen 等则按体重计算，10 mg/kg，术前一次，术后每隔 8 小时 1 次，使用 2 次。局部应用剂量建议为 3 g。

3. 全髋或全膝翻修术中应用

全髋或全膝翻修术围手术期应用氨甲环酸的文献报道较少，个人认为主要和这类手术目前的数量不多相关。但参考初次关节置换术中氨甲环酸可有效减少围手术期出血和输血率这一结果，也可适当推论关节翻修术围手术期应用氨甲环酸可减少围手术期出血，降低输血率。

（三）静脉使用的剂量和时间

现有文献报道显示，在氨甲环酸使用方式、剂量、时间方面存在较多的差异，给出一个确定性的结论比较困难，但基于现有文献报道，可以总结几条大体的应用经验。

大部分文献报道关节置换围手术期的使用剂量为 10~20 mg/kg，或者给予固定剂量 1 g，但具体剂量仍存有较大争议。有文献报道，高剂量可以减少出血，但也有文献认为剂量高低并不影响出血量。近期对多个领域使用氨甲环酸文献（剂量从 5.5~300 mg/kg 不等）进行系统评价的一项研究发表发现，氨甲环酸剂量高低和患者失血量之间并没有必然联系，固定剂量 1 g 或者 14 mg/kg 对成人而言已经足够。但另一项系统评价则得出相反的结论，在全膝关节置换术中总剂量使用超过 4 g 可以降低输血率。

对全关节置换术的患者，氨甲环酸使用的时机和时间在降低失血、减少输血率方面扮演了非常重要的角色。Tanaka 等研究发现，手术开始前 10 min 静脉滴注氨甲环酸比松止血带前 10 min 静脉滴注氨甲环酸止血效果更好。Imai 等人也报道了类似的结果。

有学者经研究后认为术后再次给予氨甲环酸比探讨如何一次给予合适剂量的氨甲环酸更为有意义。氨甲环酸多次给药能获得比单次给药更好的止血效果。一项包含18个随机对照研究1 094例全膝关节置换的 Meta 分析总结，在术后再次给予氨甲环酸交单次给予氨甲环酸降低输血率效果更好。Iwai、Tananka 等建议在术后再次给予氨甲环酸能更有效地减少术后失血，降低输血率。

基于上述研究证据，作者建议，对关节置换术的患者氨甲环酸静脉滴注的剂量在10~20 mg/kg 最为合适；在关节手术开始前给予一次氨甲环酸，结束后至少再给予一次，这符合氨甲环酸的代谢特征：在健康人体中，给予10 mg/kg，血药浓度在10~15 ng/mL（该浓度是纤维蛋白溶解抑制的最佳浓度），维持3~4 h。或者直接按规定剂量，规定时间静脉滴注氨甲环酸：手术开始前1 g，手术结束关闭切口前1 g。

（四）氨甲环酸在高血栓风险患者中的应用

关于氨甲环酸临床应用的大部分研究都将有高血栓风险（既往有卒中病史、既往有心脏支架植入、既往有深静脉血栓事件、既往有心梗病史、既往有冠脉搭桥或者有血栓形成倾向疾病如蛋白 C 缺乏等）的患者排除在外，因此要评估这类患者氨甲环酸应用的安全性存在较大困难。

一项对1 102例 ASA 评级 III~IV 级的全关节置换术患者进行氨甲环酸研究发现，240例高危血栓风险的患者接受氨甲环酸治疗，术后30 d 患者的症状性静脉血栓危险性并没有增高。但相关研究太少，很难就此得出相对肯定的结论。因此有学者建议，对此类高血栓风险的患者，局部应用氨甲环酸可能更为恰当。

（五）氨甲环酸和深静脉血栓预防

目前临床上对关节置换术后深静脉血栓预防非常重视，也有很多的相关药物被用于静脉血栓的预防。目前并没有文献证明，氨甲环酸和抗凝药物连用会增加深静脉血栓的发生率。

（六）禁忌证、注意点、并发症

氨甲环酸在关节置换中使用的禁忌证包括过敏、活动性的血栓性疾病、癫痫。癫痫疾病不用使用氨甲环酸的原因是该药物能穿透血脑屏障，通过甘氨酸受体结合诱发癫痫，已有相关文献报道应用高剂量（50 mg/kg）时容易诱发癫痫。

有文献报道，使用氨甲环酸的患者术后可能出现视力障碍和辨色能力受损，因此对有视力障碍的患者应用氨甲环酸是个相对禁忌证。而在关节置换术中，氨甲环酸使用剂量较小，可较少考虑这一问题。氨甲环酸是通过肾脏代谢的，因此对肾功能受损的患者需注意调整剂量。

止血类药物使用最为重要的一个问题，也是大家最关心的问题就是深静脉血栓事件。在应用氨甲环酸后通过超声、全身 CT、灌注扫描、静脉造影等措施进行血栓的探查，并未发现血栓风险增高。多个 Meta 分析也并未发现氨甲环酸使用会增高 VTE、感染或其他相关副反应的风险。

总结全文的主要观点如下：

（1）关节置换术开始前静脉给予一定剂量的氨甲环酸，术后给予至少一次的氨甲环酸。具体剂量推荐为 10~20 mg/kg，或者固定剂量 1 g。

（2）氨甲环酸局部应用时，超过 2 g 剂量的止血效果要好于低剂量。

（3）对有高血栓风险的患者，氨甲环酸局部应用作为首选。

（4）对关节置换的人群，目前的研究证据并未发现应用氨甲环酸会增加症状性静脉血栓栓塞事件的发生率，应用氨甲环酸的相关副反应事件较少。

文章来源：丁香园　2015 年 12 月 10 日　作者：童勇骏

六、假体周围关节感染的新定义
——肌肉与骨骼感染协会专家组共识

假体周围关节感染是下肢关节（髋和膝）置换术后最具挑战性的常见并发症之一。学者们提出了各种不同的定义，但没有一种得到广泛的支持，甚至一些定义之间相互矛盾，以致目前尚无一套公认的针对假体周围感染的诊断标准。鉴于此，肌肉与骨骼感染协会（Muscularskeletal Infection Society，MSIS）召集一组专家深入分析了现有证据，并在此基础上对假体周围关节感染做出新的定义。

第21届MSIS年会于2011年8月4日召开。此前半年间，MSIS的执行委员及一组对此领域感兴趣的专家通过电子邮件对已发表的假体周围关节感染的相关临床数据进行讨论，提出假体周围感染的新定义，即诊断假体周围感染的"金标准"，并能够被广大医师、监测机构（包括疾病控制中心，临床医学杂志以及医法鉴定中心）等相关人群所接受，并于第21届MSIS年会的会前会上被提出。专家组认为，即便假体周围关节存在一些低度感染（如：痤疮丙酸杆菌感染）的明确表现，仍可能不完全符合诊断标准；临床医师可依据新定义进行准确的诊断和恰当的治疗；依此定义可以提高各研究间的一致性，并可提高临床证据的质量。

（一）假体周围关节感染的定义

符合以下标准之一，说明假体周围关节感染明确存在。

（1）存在与假体相通的窦道。

（2）受累人工关节的2处假体周围组织或关节液标本中分离出同一病原体。

（3）满足以下6条中4条：

·红细胞沉降率（erythrocyte sedimentation rate，ESR）或C反应蛋白（C—reactionprotein，CRP）水平升高。

·滑膜白细胞计数升高。

·滑膜中性粒细胞（polymorphonuclear neutro. phil，PMN）百分比升高。

·受累关节出现化脓表现。

·假体周围组织或关节液标本中1次培养分离出微生物。

·400倍放大率下，假体周围组织的病理学分析在5个高倍镜视野下发现>5个中心粒细胞。

若满足标准（3）中少于4条，假体周围关节感染可能存在。

（二）各指标的具体说明

1. 微生物检查

从假体周围组织或液体中获得具有代表性的标本用于培养很重要。为减少污染的风险，每个标本都应使用单独的无菌器材进行取样。由于基因种类诊断尚未在临床中广泛开展，微生物表型的鉴定应根据表型上的类似之处并结合体外抗生素易感性实验来确定。我们建议取 3~5 个假体周围组织标本进行需氧和厌氧环境培养。真菌和分支杆菌培养不作为常规检查，而应在高危情况下选择性进行。培养所需时间标准尚未统一。分离得到单一低毒性病原体（如凝固酶阴性的金黄色葡萄球菌，痤疮丙酸杆菌，或者棒状杆菌）并缺乏其他标准时，认为假体周围关节感染不确切；分离得到单一高毒性菌株（如金黄色葡萄球菌）并缺乏其他标准时，认为假体关节周围感染可能存在。近年来的证据表明，一些临床检查（如假体周围组织或液体的革兰氏染色）对假体周围关节感染的诊断并不敏感。

2. 血浆检查

根据文献报道，ESR>30 mm/h 以及 CRP>10 mg/L 被认为水平升高。需要注意的是，这些指标在不同实验室之间存在差异，且受年龄、性别，以及全身合并症的影响。有报道表明，这些指标在术后 30~60 d 都会持续较高水平。

3. 滑液检查

多项研究报道，滑液白细胞计数以及 PMN 的鉴别标准：慢性感染的膝关节置换患者中滑液白细胞计数以及 PMN 分别在 1 100~4 000/gl 和 64%~90%；急性感染患者则显著升高，分别约 20 000/gl 和 89%。急性感染被定义为术后或症状开始后 3 个月内发生的感染。髋关节感染后的滑液细胞计数和 PMN 尚无明确的参考值，一项研究提出感染髋关节中以滑液白细胞升高达 3 000/gl，PMN 升高达 80% 为标准。这些研究均未包括潜在的炎症性关节病和相关疾病。目前的研究正努力为患者提供更加确切的阈值。

4. 组织学检查

传统上是由受过专门训练的病理医师查找假体周围组织中的中性粒细胞，组织学检查结果可能依赖于操作者，外科医师必须确保病理医师的标准与假体周围关节感染的诊断标准相一致。当检查中性粒细胞时，组织病理医师应忽略包裹在表面纤维蛋白中以及附着于内膜或小静脉上的中性粒细胞；当遇到中性粒细胞计数可能会升高的情况时（如近期发生的假体周围骨折或炎症性关节病），对检查结果的分析应非常谨慎。

（三）未来展望

我们依据目前文献中已发表的临床证据提出了假体周围关节感染的新定义。目前仍有很多其他检查正在接受评估，包括关节滑液中的 CRP 检查、滑膜白细胞酯酶、取出假体的超声波细菌降解法，以及分子技术（如 PCR）和其他标志分子（如 IL-6）。随着其他检查和技术获得证实并广泛应用，当前提出的定义可能需要进一步修正。

摘自《中国骨与关节外科》2013 年 2 月第 6 卷第 1 期。

七、2014 AAOS 前交叉韧带损伤诊疗流程指南

前交叉韧带损伤（ACL）病史与查体

医生应当详细询问病史，并对患肢进行仔细的查体，这一点有充分的证据支持，因为这些是诊断 ACL 损伤的有效工具。

推荐强度：强★★★★

ACL 损伤 X 线片检查

这是指南制定小组的意见，缺乏可靠的证据支持。对于有膝关节损伤并伴有症状（打软腿、疼痛、绞索、弹响）和体征（肿胀、负重时不稳、骨压痛、活动受限和/或病理性松弛）时，医生应当在初次评估时行膝关节正侧位 X 线片检查，明确是否有骨折或脱位等需要急诊处理的情况。

推荐强度：意见一致★★★★

ACL 损伤核磁共振（MRI）检查

有充分的证据证明，MRI 检查可以为 ACL 损伤的诊断提供可靠依据，同时还可以帮助明确膝关节并发的其他损伤，例如其他韧带、半月板、关节软骨等。

推荐强度：强★★★★

小儿 ACL 损伤

有关骨骼未成熟的患者出现前交叉韧带撕裂时处理方式的证据有限，但现有证据支持医生对该类 ACL 进行外科重建，因为手术可以减少运动能力的丧失和反复出现的关节不稳定，这种不稳定可以引起额外的损伤。

推荐强度：有限★★★★

年轻活跃成人患者 ACL 损伤

中等证据支持年轻活跃成人（18~35 岁）前交叉韧带损伤时进行手术重建。

推荐强度：中★★★★

ACL 与半月板修复

ACL 损伤合并可修复的半月板损伤方面的证据有限，但有限的证据支持医生在手

术重建 ACL 的同时修复这些损伤的半月板，因为这样可以改善患者的治疗效果。

推荐强度：有限★★★★

ACL 损伤后复发性不稳

ACL 损伤后出现复发性不稳的患者，对比非手术治疗和 ACL 重建的证据有限，但现有证据支持医生实行 ACL 重建手术，因为手术可以减少病理性松弛。

推荐强度：有限★★★★

ACL 损伤保守治疗

有限的证据证明，当关节轻度松弛时，可对活动量小的 ACL 损伤患者采取非手术治疗。

推荐强度：有限★★★★

ACL 手术时机

当明确需要行 ACL 重建手术时，为了保护半月板和关节软骨，中等的证据支持手术在伤后 5 个月内实施。

推荐强度：中★★★★

ACL 合并内侧副韧带（MCL）损伤

急性 ACL 损伤合并 MCL 损伤患者治疗方面的证据有限，现有证据支持医生在重建 ACL 的同时，对 MCL 损伤采取非手术治疗。

推荐强度：有限★★★★

ACL 损伤关节绞索

对于 ACL 损伤合并关节绞索，通常是继发于半月板损伤后移位。建议及时手术解除膝关节绞索，避免出现固定性关节屈曲挛缩。这是指南制定小组的意见，缺乏可靠的证据支持。

推荐强度：意见一致★★★★

ACL 单束还是双束重建

有充分的证据证明，在对患者进行关节内前交叉韧带重建时，医生既可以选择单束，也可以选择双束，两者效果相当。

推荐强度：强★★★★

自体肌腱移植治疗 ACL 损伤

充分的证据证明，在使用自体组织对患者进行关节内前交叉韧带重建时，医生应当选择骨—髌腱—骨或者腘绳肌腱移植，两者效果相当。

推荐强度：强★★★★

ACL 损伤自体移植 VS 异体移植

虽然没有将所有的异体移植物或所有的患者（例如年轻患者和高度活跃的患者）进行归纳总结，但充分的证据证明，在对患者进行关节内前交叉韧带重建时，医生既可以选择自体组织，也可以选择异体组织，两者效果相当。

推荐强度：强★★★★

ACL 股骨骨道技术

中等的证据证明，在对患者进行关节内前交叉韧带重建股骨定位时，医生既可以选择经胫骨骨道，也可以选择其他方式，两者效果相当。

推荐强度：中★★★★

ACL 重建术后功能性支具

中等的证据不支持在单独前交叉韧带重建术后例行膝关节功能性支具固定，因为不能证明支具的有效性。

推荐强度：中★★★★

ACL 预防性支具

有限的证据支持医生不可以开具保护性膝关节支具来预防 ACL 损伤，因为它们并不能降低 ACL 损伤的风险。

推荐强度：有限★★★★

ACL 与神经肌肉训练科目

对一些较小的有效样本进行合并分析后得到中等强度证据，支持神经肌肉训练科目可以降低 ACL 损伤。

推荐强度：中★★★★

ACL 术后物理治疗

对于 ACL 术后接受康复治疗的患者，中等证据支持早期、快速和非快速的康复流程，因为三者效果相当。

推荐强度：中★★★★

ACL 损伤何时恢复运动

在 ACL 损伤或重建术后，有限强度的证据不支持从受伤/手术或达到特定的功能状态到重返运动之间，需要等待一个特定的时间段。

推荐强度：有限★★★★

摘自《医学参考报》2015 年 4 月 9 日总第 398 期，骨科学频道 2015 年第四期 A1 版（北京军区总医院黄炎报道）。

八、膝骨关节炎非手术治疗 OARSI 指南（2014 年）

（一）介绍

膝骨关节炎在世界范围内都是疼痛和运动功能残疾的主要因素。2010 年 1 月，国际骨关节炎研究学会（OARSI）颁布了基于循证医学和专家共识的治疗髋膝关节骨关节炎更新版指南。自从 2010 版指南发布以来，膝骨关节炎治疗的循证基础发生了改变。本指南制定的目的是纳入最近发表的相关文献证据，评估既往治疗骨关节炎推荐策略中需要改进或需要新扩展的措施。

本指南的检索策略基于既往 OARSI 的文献综述和指南，检索 2010 年指南之后的 Meta 分析、系统综述（SR）和随机对照研究（RCT），文献更新时间至 2013 年 3 月。

治疗策略推荐基于 RAND-UCLA 适合法，将每一种治疗策略采用 9 分评分表进行评价，其中 1~3 分被认为是"不适宜"，4~6 分被认为是"不确定"，7~9 分被认为是"适宜"。

为增强每种治疗推荐对不同健康状况和骨关节炎严重程度患者的特异性，本指南将骨关节炎分成了 4 种亚型。

（二）关骨关节炎关节类型

仅膝骨关节炎：仅存在单侧或双侧膝骨关节炎症状。

多关节骨关节炎：除膝关节外还有其他关节如髋关节、手关节、脊柱关节等存在骨关节炎症状。节炎：仅存在单侧或双侧膝骨关节炎症状炎，除膝关节外还有其他关节如髋关节节炎。

并发症情况

（1）无并发症：患者除骨关节炎外无相关并发症。

（2）合并并发症：患者除患有骨关节炎外，还同时有以下任何一种并发症：糖尿病；高血压；心血管疾病；肾功能衰竭；胃肠（GI）出血；抑郁症；身体功能障碍活动受限，包括肥胖。

（三）治疗策略推荐

1. 非药物干预治疗

针灸

推荐等级：不确定。

推荐理由：最近 1 项研究。

对 16 个 RCTs 的分析显示，与对照组比较，针灸显示出统计学优势，然而并没有达到临床的显著性差异。

证据等级：系统综述和 RCTs 的 Meta 分析。

2. 浴疗法/SPA 疗法

推荐等级：不确定。

适宜：多关节骨关节炎合并并发症。

不确定：没有合并并发症。

不确定：仅存在膝骨关节炎。

推荐理由：2009 年 2 篇系统综述和 1 篇 RCT 文献证实浴疗法对于疼痛症状有益。在投票环节，浴疗法被认为仅对于多关节骨关节炎合并并发症的患者是适宜的，因为对这些人群可供选择的治疗方法有限。

证据等级：SR 和 RCTs 的 Meta 分析。

3. 生物力学的干预

推荐等级：适宜。

推荐理由：2011 年的 1 篇系统综述和 3 篇最近的 RCTs 文献评估认为膝关节护具对于膝骨关节炎保守治疗有效。

证据等级：RCTs 的系统综述和非随机临床试验。

4. 手杖

推荐等级：不确定。

适宜：仅膝骨关节炎。

不确定：多关节骨关节炎。

推荐理由：1 篇单盲的 RCT 研究得出结论，手杖对于膝骨关节炎患者可减轻疼痛和改善功能，部分改善生活质量。

证据等级：单盲的 RCT 研究。

5. 拐杖

推荐等级：不确定。

推荐理由：目前没有足够的证据支持使用拐杖作为手杖的有效替代。

证据等级：OAGDG 的专家共识。

6. 电疗法/神经肌肉的电刺激

推荐等级：不适宜。

推荐理由：2012 年 1 篇系统综述和 Meta 分析证实神经肌肉电刺激的疗效存在不一致性，其结论是需要进一步的研究证实这种治疗的疗效。

证据等级：系统综述和 RCTs 的 Meta 分析。

7. 运动疗法（地面运动）

推荐等级：适宜。

推荐理由：最近 4 篇 Meta 分析发现对于膝骨关节炎，地面运动可短期轻微改善疼痛和功能情况。Meta 分析显示太极对于膝骨关节炎的疼痛和功能改善具有较好的优势。

证据等级：系统综述和 RCTs 的 Meta 分析。

8. 运动疗法（水中运动）

推荐等级：适宜。

推荐理由：2007 年 1 篇系统综述发现对于功能和生活质量的改善在短期有轻到中度的疗效，但是对于疼痛的改善仅是轻微的。

证据等级：系统综述和 RCTs 的 Meta 分析、非完全随机的试验。

9. 力量训练

推荐等级：适宜。

推荐理由：2011 年的 1 篇 Meta 分析和系统综述证实，与对照组比较力量锻炼对于减轻疼痛和改善功能具有中度疗效。力量训练包含下肢抗阻力锻炼和股四头肌功能锻炼。

证据等级：系统综述和 RCTs 的 Meta 分析。

10. 自我管理和教育

推荐等级：适宜。

推荐理由：2011 年 1 篇 Meta 分析和 2005 年 1 篇 Meta 分析发现对于疼痛和残疾，自我管理具有中度的效应，建议通过群组聚会和电话随访进行管理和教育。

证据等级：系统综述和 RCTs 的 Meta 分析。

11. 经皮电神经刺激

推荐等级：不确定。

不确定：仅膝骨关节炎。

不适宜：多关节骨关节炎。

推荐理由：2009 年 1 篇系统综述发现，由于方法学的欠缺和高度的不均衡性，经皮电神经刺激对于膝骨关节炎的疼痛缓解作用不确定。

证据等级：系统综述和随机或非随机的临床试验。

12. 体重管理

推荐等级：适宜。

推荐理由：2007 年 1 篇系统综述和 Meta 分析发现对于超重的膝骨关节炎患者在减轻体重后出现了疼痛的缓解和功能的改善。

总体的证据等级：系统综述和 RCTs 的 Meta 分析。

13. 超声波

推荐等级：不确定。

不确定：仅膝骨关节炎。

不适宜：多关节骨关节炎。

推荐理由：2010 年 2 篇系统综述显示对于膝骨关节炎，超声波可能有一定效应，但证据质量较低。2012 年 1 篇 RCT 发现对于疼痛和功能没有明显改善。

证据等级：系统综述和 RCTs 的 Meta 分析。

2. 药物干预治疗

（1）对乙酰氨基酚

推荐等级：不确定。

适宜：无相关并发症患者。

不确定：存在相关并发症患者。

推荐理由：2010 年 1 篇系统综述和 Meta 分析发现对乙酰氨基酚对于骨关节炎的疼痛症状疗效低。2012 年 1 篇安全性综述表示对乙酰氨基酚存在发生不良事件的风险，包括胃肠道不良事件和多器官功能衰竭。

证据等级：系统综述和 RCTs 的 Meta 分析。

（2）鳄梨大豆未皂化物

推荐等级：不确定。

推荐理由：2008 年 1 篇系统综述和 Meta 分析对比了 644 例髋膝关节骨关节炎鳄梨大豆未皂化物治疗的情况，结果证实在疼痛缓解方面具有轻微疗效。

证据等级：系统综述和 RCTs 的 Meta 分析。

（3）辣椒素

推荐等级：不确定。

适宜：仅膝骨关节炎无相关并发症。

不确定：多关节骨关节炎合并并发症。

推荐理由：2011 年 1 篇文献对既往系统综述和 RCT 文献的有效性进行了综述，认为辣椒素对于疼痛的缓解优于安慰剂，其效应达 50%，但会增加局部副作用的发生。

证据等级：RCTs 的系统综述。

（4）皮质甾类

推荐等级：适宜。

推荐理由：最近 2 篇系统综述证实短期可明显减轻疼痛症状，短期效应明显优于关节腔内注射透明质酸。对于长期的疼痛缓解，应该考虑采取其他的治疗方式。

证据等级：系统综述和 RCTs 的 Meta 分析。

（5）软骨素

推荐等级：不确定。

推荐理由：4 篇系统综述观察了软骨素对于膝骨关节炎的疗效，对于症状的缓解结果不同，一些综述发现与安慰剂相比，软骨素对于疼痛的缓解没有明显优势。

证据等级：系统综述和 RCTs 的 Meta 分析。

（6）双醋瑞因

推荐等级：不确定。

推荐理由：2010 年 1 篇系统综述和 Meta 分析发现双醋瑞因与安慰剂相比，对于骨关节炎的疼痛症状在短期具有轻微的改善作用，但是相关文献存在很大程度上的不均匀性。这篇综述发现使用双醋瑞因会增加腹泻的风险。

证据等级：系统综述和 RCTs 的 Meta 分析。

（7）度洛西汀

推荐等级：不确定。

适宜：无并发症患者。

适宜：多关节骨关节炎合并并发症患者。

不确定：仅膝关节骨关节炎合并并发症患者。

推荐理由：2012 年 1 篇系统综述和 2011 年的 1 篇 RCT 文献对比了度洛西汀和安慰剂的情况，结果发现对于骨关节炎的慢性疼痛，度洛西汀具有有效性且可以接受。

证据等级：系统综述和 RCTs 的 Meta 分析。

（8）氨基葡萄糖

推荐等级：不确定。

推荐理由：2 篇系统综述对比了氨基葡萄糖和安慰剂治疗骨关节炎的疗效，结果发现存在不一致性。

证据等级：系统综述和 RCTs 的 Meta 分析。

（9）透明质酸

推荐等级：不确定。

不确定：仅膝骨关节炎。

不适宜：多关节骨关节炎。

推荐理由：1 篇综述比较了关节腔注射透明质酸和注射皮质类固醇的情况，结果发现在注射后的 2 周，皮质类固醇作用更加明显，而 12 周和 26 周，透明质酸效果更加明显。

证据等级：系统综述和 RCTs 的 Meta 分析。

（10）非甾体类抗炎药（口服的非选择性药物）

推荐等级：不确定。

适宜：无并发症患者。

不确定：存在中度并发症风险的患者。

不适宜：存在高度并发症风险的患者。

推荐理由：2011 年 1 篇综述提示 NSAIDs 药物伴随有增加严重胃肠道、心血管及肾脏损害的风险。现在市场所使用的 NSAIDs 中，双氯芬酸伴随较高的肝功能异常。

证据等级：系统综述和 RCTs 的 Meta 分析。

（11）非甾体类抗炎药（口服的 COX-2 抑制剂）

推荐等级：不确定。

适宜：无并发症患者。

适宜：多关节骨关节炎有中度并发症风险。

不确定：仅膝关节骨关节炎存在中度并发症风险的患者。

不适宜：高度并发症风险患者。

推荐理由：2011 年 1 篇综述发现与非选择性 NSAIDs 相比，选择性 COX-2 的 NSAIDs 会更好或更加容易耐受。塞来昔布有较低胃部并发症的发生，但是发生心血管并发症的风险更高。

证据等级：系统综述和 RCTs 的 Meta 分析。

（12）非甾体类抗炎药（局部用药）

推荐等级：不确定。

适宜：仅膝关节骨关节炎。

不确定：多关节骨关节炎。

推荐理由：2011 年 1 篇文献发现对于膝骨关节炎，NSAIDs 局部用药和口服用药效果相当。局部用药伴随较低的胃肠道不良事件，但是相对于口服用药，容易发生局部皮肤不良反应。

证据等级：系统综述和 RCTs 的 Meta 分析。

（13）类罂粟碱

推荐等级：不确定。

推荐理由：2009 年 1 篇系统综述和 Meta 分析观察了类罂粟碱对于髋膝骨关节炎的效果，结果发现芬太尼透皮贴剂对于疼痛症状和功能改善具有小作用，但是治疗后出现不良事件的概率较安慰剂高 4 倍。

证据等级：系统综述和 RCTs 的 Meta 分析。

（14）阿片类药物

推荐等级：不确定。

推荐理由：2009 年 1 篇系统综述分析了对疼痛缓解的情况，结果发现对于髋膝骨关节炎患者，可待因中度有效，羟考酮轻到中度有效，吗啡轻度有效。2006 年综述发现曲马朵相对于安慰剂有轻微的疗效，但是没有统计学差异。

证据等级：系统综述和 RCTs 的 Meta 分析。

（15）利塞膦酸钠

推荐等级：不适宜。

推荐理由：2012 年 1 篇系统综述发现利塞膦酸钠并没有减少膝骨关节炎的症状或体征，但是减少了软骨退变的信号，认为需要进一步的 RCT 研究评估利塞膦酸钠对于膝骨关节炎症状、功能方面的有效性。

证据等级：系统综述和 RCTs 的 Meta 分析。

（16）玫瑰果

推荐等级：不确定。

推荐理由：2008 年 1 篇系统综述和 1 篇 Meta 分析发现与安慰剂相比，玫瑰果对于疼痛缓解具有良好疗效，但是由于可用数据的有限性，需要更大样本的试验进行评估。

证据等级：系统综述和 RCTs 的 Meta 分析。

摘自《医学参考报》2015 年 3 月 5 日总第 394 期，骨科学频道 2015 年第三期 A1版（北京军区总医院李海鹏报道）。

第二篇

脊柱篇

一、北美脊柱外科学会：腰椎间盘突出症诊疗指南（2014 年版）

为进一步改善腰椎间盘突出神经根病的诊断及治疗，北美脊柱外科学会（NASS）循证医学临床指南发展委员会下属的腰椎间盘突出神经根病工作组对现有的临床医学证据进行了总结和归纳，现将指南全文翻译如下，供各位骨科医生参考。

定义及自然病史

问题 1：腰椎间盘突出神经根病最准确的定义是什么？

腰椎间盘的物质错位超过正常椎间盘边界范围，压迫神经，导致疼痛、无力、肌节麻痹或皮节感觉分布异常的一种疾病。

工作组专家共识

问题 2：腰椎间盘突出神经根病的自然病程如何？

因目前并没有对腰椎间盘突出神经根病自然病程的相关研究，工作组一致同意，大部分腰椎间盘突出神经根病患者无论治疗与否，均能得到改善。突出的椎间盘组织随着时间推移通常会出现萎缩或退变。很多研究（但并非所有）显示随着突出椎间盘减小，临床功能逐渐改善。

工作组专家共识

诊断及影像学
问题 3：何种病史和体检结果可诊断腰椎间盘突出神经根病？

肌力、感觉、仰卧位直腿抬高试验、Lasegue 征、对侧 Lasegue 征等体格检查结果可以帮助腰椎间盘突出神经根病诊断。

推荐等级：A。

仰卧位直腿抬高试验，并和坐位直腿抬高试验进行比较对诊断腰椎间盘突出神经根病有所帮助。

推荐等级：B。

目前并没有足够的证据支持或反对咳嗽冲击试验、Bell 试验、过牵张试验、股神经牵拉试验、弓形试验、腰椎运动度、反射消失等检查在诊断腰椎间盘突出神经根病方面的作用。

推荐等级：I（证据不足）。

问题4：诊断腰椎间盘突出神经根病最为合适的方法是什么？何时需要应用上述方法？

目前并没有高质量的临床研究证明影像学诊断腰椎间盘突出神经根病的优势。工作组专家推荐有腰椎间盘突出神经根病病史和体检阳性结果的患者，MRI 检查是最为合适的无创影像学检测手段。若患者行 MRI 检查存在禁忌，或者检测后无法判断结果，则推荐 CT 作为次选手段。

工作组专家共识

对诊断腰椎间盘突出神经根病并存在相对应病史和体检阳性结果的患者，推荐无创的 MRI 作为影像学检测的首选方法。

推荐等级：A。

对诊断腰椎间盘突出神经根病，并存在相对应病史和体检阳性结果的患者，推荐 CT、脊髓造影或 CT 脊髓造影作为影像学检测的备选方案。

推荐等级：A。

目前电神经检查（electrodiagnostic study）用于诊断神经根压迫在临床中使用已经较为广泛，但该检查不能辨别神经压迫的原因。专家组认为，诊断腰椎间盘突出神经根病首选方案仍应该是对应部位的轴位影像学片，电神经检测只能作为确定其他可能合并症的一个辅助手段。

工作组专家共识

躯体感觉激发电位可作为影像学检查的辅助手段确定是否存在神经根压迫，但该检测方法诊断压迫节段的特异性不高。

推荐等级：B。

肌电图、神经传导速度、F 波等对诊断腰椎间盘突出神经根病意义有限。H 反射波对诊断 S1 神经根病有帮助，但特异性不好。

推荐等级：B。

目前并没有明确的临床证据支持或反对运动激发电位或者趾短伸肌反射在腰椎间盘突出神经根病诊断中的应用。

推荐等级：I（证据不足）。

目前并没有明确的临床证据支持或反对热感应测试或液晶显示在腰椎间盘突出神经根病诊断中的应用。

推荐等级：I（证据不足）。

预后指标

问题5：腰椎间盘突出神经根病治疗后预后的最佳评判指标是什么？

NASS 对此问题出版过一篇指南类图书，题为：Compendium of Outcome Instruments for Assessment and Research of Spinal Disorders。具体可参见图书相关章节。

药物或介入治疗

问题6：药物治疗在腰椎间盘突出神经根病治疗中扮演什么角色？

不推荐肿瘤坏死因子α抑制剂应用于腰椎间盘突出神经根病的患者中。

推荐等级：B。

目前并没有明确的临床证据支持或反对单次静脉激素、胍基丁胺、5-羟色胺激动剂、加巴喷丁、阿米替林等药物在腰椎间盘突出神经根病患者中的应用。

推荐等级：I（证据不足）。

问题7：物理治疗在腰椎间盘突出神经根病治疗中扮演什么角色？

目前并没有明确的临床证据支持或反对物理治疗/结构化康复锻炼作为单一治疗手段治疗腰椎间盘突出神经根病。

推荐等级：I（证据不足）。

在目前缺少确实证据的情况下，工作组推荐对轻、中度症状的腰椎间盘突出神经根病患者，有限的结构化康复锻炼策略可以作为一个治疗选择。

工作组专家共识

问题8：脊柱推拿术在腰椎间盘突出神经根病治疗中是何种角色？

单纯的脊柱推拿术可以作为腰椎间盘突出神经根病患者治疗的一个方法。

推荐等级：C。

目前并没有明确的证据支持或反对脊柱推拿术比椎间盘消融术效果更好。

推荐等级：I（证据不足）。

问题9：牵引术（人工或机械牵引）在腰椎间盘突出神经根病治疗中是何种角色？

目前并没有明确的临床证据支持或反对牵引在腰椎间盘突出神经根病患者中的应用。

推荐等级：I（证据不足）。

问题10：增强脊髓造影引导下硬脊膜激素类注射（ESIs）治疗腰椎间盘突出神经根病是否必要？

推荐在增强脊髓造影引导下硬脊膜激素类注射（ESIs）治疗腰椎间盘突出神经根病。

推荐等级：A。

问题11：ESIs治疗腰椎间盘突出神经根病是何种角色？

推荐经椎间孔ESI作为短期疼痛控制方案在腰椎间盘突出神经根病患者中应用。

推荐等级：A。

椎板间ESI可以作为治疗腰椎间盘突出神经根病的备选方案。

推荐等级：C。

目前并没有明确的临床证据支持或反对经椎间孔 ESI 治疗腰椎间盘突出神经根病 12 个月后的疗效。

推荐等级：I（证据不足）。

问题 12：ESI 治疗腰椎间盘突出神经根病有最合适的时间间隔或者注射剂量吗?

目前无临床文献报道该问题。

问题 13：ESI 的注射途径会影响腰椎间盘突出神经根病治疗效果或者增加注射风险吗?

目前并没有明确的临床证据支持或反对一种注射途径优于另一种注射途径。

推荐等级：I（证据不足）。

问题 14：各种脊柱介入方法治疗腰椎间盘突出神经根病的作用如何?

目前并没有明确的临床证据支持或反对椎间盘内注射臭氧治疗腰椎间盘突出神经根病。

推荐等级：I（证据不足）。

内镜下经皮椎间盘切除术可以作为腰椎间盘突出神经根病治疗的一种方法。

推荐等级：C。

内镜下经皮椎间盘切除术应用于经过严格筛选适应症的患者可以有效地减少术后止痛药物的使用量，并改善患者腰背部不适感。

推荐等级：B。

自动经皮椎间盘切除术可以作为腰椎间盘突出神经根病治疗的一种方法。

推荐等级：C。

目前并没有明确的临床证据支持或反对自动经皮椎间盘切除术效果好于开放椎间盘切除。

推荐等级：I（证据不足）。

目前并没有明确的临床证据支持或反对离子椎间盘减压（Plasma disc decompression，基本等同射频消融）/髓核成形术在腰椎间盘突出神经根病患者中的应用。

推荐等级：I（证据不足）。

目前并没有明确的临床证据支持或反对离子椎间盘减压法治疗效果好于经椎间孔 ESIs。

推荐等级：I（证据不足）。

目前并没有明确的临床证据支持或反对经椎间盘内注射高压生理盐水、电热椎间盘减压术治疗腰椎间盘突出神经根病。

推荐等级：I（证据不足）。

问题 15：辅助治疗措施，如支具、电刺激、针灸、经皮电刺激等在治疗腰椎间盘突出神经根病中的作用如何？

目前并没有明确的临床证据支持或反对上述辅助治疗措施在治疗腰椎间盘神经根病中的应用。

推荐等级：I（证据不足）。

问题 16：诊断为腰椎间盘突出神经根病的患者在接受对应药物或者介入治疗时，短期（小于 6 周）、中期（6 周至 2 年）或长期（大于 2 年）获得良好/好的功能预后的可能性是多少？

药物或者介入治疗可改善大部分腰椎间盘突出神经根病患者的临床功能预后。

推荐等级：B。

经椎间孔 ESIs 可以改善大部分腰椎间盘突出神经根病患者临床功能预后。

推荐等级：B。

目前并没有明确的临床证据支持或反对按脊疗法可以改善腰椎间盘突出神经根病患者的临床功能预后。

推荐等级：I（证据不足）。

问题 17：诊断为腰椎间盘突出神经根病的患者是否存在对应的预测因素（如年龄、症状时间、症状严重程度等）预测短期（小于 6 周）、中期（6 周至 2 年）或长期（大于 2 年）获得良好/好的功能预后的可能性？

患者年龄（小于 40 岁）和较短的临床症状持续时间（小于 3 月）和经皮椎间盘镜治疗后更好的临床功能预后相关。

证据等级：II。

现有的研究证据表明经椎间孔 ESI 治疗不同类型的腰椎间盘突出神经根病时不存在显著预后差异。

证据等级：II/III。

现有的研究证据表明神经根压迫的程度和临床功能预后呈现负相关性。

证据等级：II/III。

目前并没有明确的临床证据证明患者年龄和药物或介入治疗的效果相关。

推荐等级：I（证据不足）。

问题 18：药物或介入治疗治疗腰椎间盘突出神经根病的效用比如何？

有研究认为经椎间孔 ESI 具有较好的效用比。

手术治疗

问题 19：是否存在一种临床症状或体征提示手术治疗腰椎间盘突出神经根病预后良好？

推荐对腰椎间盘突出神经根病患者，若存在抑郁症，则进行术前评估。有精神抑郁症的患者术后功能预后较差。

推荐等级：B。

目前并没有明确的临床证据支持或反对术前患者症状持续时间和有马尾症状的腰椎间盘突出神经根病功能预后相关。

推荐等级：B。

问题 20：ESI 或者选择性神经阻滞在后续手术治疗患者的选择中有何作用？

目前并没有关于该问题的相关研究。

问题 21：手术介入治疗的最佳时机是何时？

对症状严重需要通过手术治疗的腰椎间盘突出神经根病的患者，推荐在 6 个月内进行手术。现有证据表明早期手术介入（6 个月至 1 年）患者术后康复更快，长期神经功能预后更好。

推荐等级：B。

目前并没有明确的临床证据支持或反对对因椎间盘突出而出现运动功能障碍的患者行急诊脊柱手术治疗。

推荐等级：I（证据不足）。

问题 22：椎间盘切除术治疗腰椎间盘突出神经根病的疗效是否好于单纯的药物或介入治疗？

有证据表明对症状严重，需要手术治疗的腰椎间盘突出神经根病患者，椎间盘切除术治疗缓解症状的效果好于药物或介入治疗。对临床症状轻微的患者，手术或药物/介入治疗可以获得较好的短期及长期功能改善。

推荐等级：B。

对严格选择适应症的患者，自动经皮椎间盘切除术可以获得和开放椎间盘切除相似的效果。但该条目不适用于所有的患者。

证据等级：II/III。

目前并没有明确的临床证据支持或反对按脊疗法作为症状严重需要行椎间盘切除术患者的替代疗法。

推荐等级：I（证据不足）。

问题 23：在临床中是否存在特定情况需要进行腰椎融合以获得良好的功能预后？

目前并没有明确的临床证据支持或反对对特定的腰椎间盘突出神经根病患者行脊柱融合术。

推荐等级：I（证据不足）。

问题 24：不同手术入路治疗腰椎间盘突出神经根病是否存在不同的临床预后或并发症？

当患者具有手术指征时，选择切除骨块减压或激进的椎间盘切除减压均可，因两者再突出率不存在显著差异。

推荐等级：B。

目前并没有明确的临床证据支持或反对骨切除术或椎间盘切除术可以缓解需要手术治疗的腰椎间盘突出神经根病患者的慢性腰痛症状。

推荐等级：I（证据不足）。

对需要手术治疗的腰椎间盘突出神经根病患者，椎间盘镜治疗可以获得和开放椎间盘手术治疗相同的效果。

推荐等级：B。

目前并没有明确的临床证据支持或反对内侧关节突关节切除术治疗腰椎间盘突出神经根病可以改善功能预后。

推荐等级：I（证据不足）。

目前并没有明确的临床证据支持或反对新的手术入路治疗极外侧椎间盘突出而造成的神经根病。

推荐等级：I（证据不足）。

目前并没有明确的临床证据支持或反对通道椎间盘切除术可以获得较开放椎间盘切除术更好的功能预后。

推荐等级：I（证据不足）。

目前并没有明确的临床证据支持或反对腰椎减压术后应用糖皮质激素或/和芬太尼可以改善患者短时间内围手术期疼痛。

推荐等级：I（证据不足）。

不推荐腰椎减压术后应用糖皮质激素或/和芬太尼改善患者术后长期的疼痛。

推荐等级：B。

目前并没有明确的临床证据支持或反对腰椎减压术后在减压部位局部应用脂肪皮瓣覆盖。

推荐等级：I（证据不足）。

目前并没有明确的临床证据支持或反对 Oxiplex/SP gel or ADCON-L 在椎间盘切除术中的应用。

推荐等级：I（证据不足）。

问题 25：手术治疗的短期（1~4 年）及长期（大于 4 年）功能预后情况。

对需要手术治疗的腰椎间盘突出神经根病患者，减压手术较药物或介入治疗可以提供更好的短期症状缓解。

推荐等级：B。

减压手术可以提供长期的症状缓解。但需要注意的是，对部分患者（23%~28%）术后可能出现慢性背痛或腿痛。

证据等级：IV。

问题 26：不同医疗机构手术治疗腰椎间盘突出神经根病的临床功能预后或者并发症是否存在差异？

目前并没有关于该问题的相关研究。

脊柱手术治疗的价值

问题 27：手术治疗腰椎间盘突出神经根病的效用比如何？

目前有较多研究结果提示手术治疗对严格选择手术适应症的患者具有较好的效用比。

问题 28：不同手术入路是否会影响腰椎间盘突出神经根病治疗获益？

目前并没有关于该问题的相关研究。

问题 29：不同医疗机构是否会影响腰椎间盘突出神经根病治疗获益？

目前并没有关于该问题的相关研究。

备注：美国预防医学工作组（U. S. Preventive Services Task Force）的分级方法，可以用于评价治疗或筛查的证据质量：

＊I 级证据：来自至少一个设计良好的随机对照临床试验中获得的证据。

＊II-1 级证据：来自设计良好的非随机对照试验中获得的证据。

＊II-2 级证据：来自设计良好的队列研究或病例对照研究（最好是多中心研究）的证据。

＊II-3 级证据：来自多个带有或不带有干预的时间序列研究得出的证据。非对照试验中得出的差异极为明显的结果有时也可作为这一等级的证据。

＊III 级证据：来自临床经验、描述性研究或专家委员会报告的权威意见。

美国预防医学工作组（U. S. Preventive Services Task Force）的推荐评价标准：

＊A 级推荐：良好的科学证据提示该医疗行为带来的获益实质性地压倒其潜在的风险。临床医生应当对适用的患者讨论该医疗行为。

＊B 级推荐：至少是尚可的证据提示该医疗行为带来的获益超过其潜在的风险。临床医生应对适用的患者讨论该医疗行为。

＊C 级推荐：至少是尚可的科学证据提示该医疗行为能提供益处，但获益与风险十分接近，无法进行一般性推荐。临床医生不需要提供此医疗行为，除非存在某些个体性考虑。

＊D 级推荐：至少是尚可的科学证据提示该医疗行为的潜在风险超过潜在获益。临床医生不应该向无症状的患者常规实施该医疗行为。

＊I 级推荐：该医疗行为缺少科学证据，或证据质量低下，或相互冲突，例如风险与获益无法衡量和评估。临床医生应当帮助患者理解该医疗行为存在的不确定性。

来源：The Spine Journal 14（2014）180-191。

二、2013 NASS 腰椎管狭窄指南

引言

北美脊柱协会颁布的腰椎管狭窄症诊断治疗指南旨在针对与腰椎管狭窄症相关的重要临床问题提供基于循证医学的诊疗建议。该指南突出反映了截止到 2010 年 7 月的高质量临床文献中与该疾病相关的诊疗理念，为选择合适、有效的治疗方案并达到良好的预后提供帮助。指南提供了退变性腰椎管狭窄症自然病程的定义及解读，概述了对可疑患有腰椎管狭窄症患者的评估方法以及对已确诊该病的成年患者如何选择合适的治疗方案。应该注意到该指南并非"标准化治疗"或固定的治疗原则。治疗方案的制定应以患者的不同需求和临床医生的专业判断为依据。

腰椎管狭窄症诊疗推荐。

（一）诊断与影像学

1. 哪些是支持诊断腰椎管狭窄症最恰当的病史及体征？

推荐：表现为臀区及下肢症状的老年患者，症状在行走及站立后可加重，通过坐位及腰部前屈可缓解。行走后疼痛不加重的患者诊断腰椎管狭窄症的可能性较低。

推荐等级：C。

推荐：没有足够的证据推荐或不推荐使用自我管理量表来提高诊断腰椎管狭窄症的准确性。

推荐等级：I（无足够证据支持）。

推荐：没有足够的证据推荐或不推荐使用闭目难立征、股神经牵拉试验、大腿感觉运动缺失、腿部肌肉痉挛、跟腱反射异常等体征来诊断退变性腰椎管狭窄症。

推荐等级：I（无足够证据支持）。

推荐：没有足够的证据推荐或不推荐通过患者报告的主要性腰部或下肢疼痛来支持腰椎管狭窄症诊断的可靠性。

推荐等级：I（无足够证据支持）。

未来研究方向：

推荐 1：建议对指南中所定义的腰椎管狭窄症病史和体征的诊断价值进行充分有力的观察性研究。此类研究应允许包含神经源性跛行及神经根病患者的亚组分析。

推荐 2：可对推荐 1 中椎管狭窄病例队列开展长达 10 年远期随访的预测性研究。

推荐 3：应当进行进一步的研究以明确椎管狭窄患者姿势、平衡性、步态异常、跌倒风险之间的联系。

推荐 4：应当对患者报告的主要性腰部或下肢疼痛对诊断的可靠性进行进一步的研究。

2. 哪些是诊断退变性腰椎管狭窄症最恰当的检查？

推荐：对病史及体格检查明确的退变性腰椎管狭窄症患者，MRI 被认为是一种能确认存在腰椎管解剖狭窄及神经根卡压最恰当的检查。

推荐等级：B。

推荐：对病史及体格检查明确、MRI 禁忌或 MRI 结果不明确的退变性腰椎管狭窄症患者，CT 脊髓造影（CTM）被认为是能确认其存在腰椎管解剖狭窄及神经根卡压最恰当的检查。

推荐等级：B。

推荐：对病史及体格检查明确的退变性腰椎管狭窄症患者，当 MRI 及 CT 脊髓造影均禁忌、不恰当或结果不明确时，推荐 CT 检查来确认存在腰椎管解剖狭窄及神经根卡压。

推荐等级：B。

推荐：对病史及体格检查明确的退变性腰椎管狭窄症患者，轴向负荷 MRI 及 CT 是对常规 MRI/CT 检查有益的补充，尤其在常规 MRI/CT 检查单节段或多个节段硬膜囊面积（dural sacarea，DSA）<110 mm^2 以及怀疑但不明确的中央及侧方狭窄的患者。

推荐等级：B。

推荐：建议阅片者使用定义明确、方法清晰、经过验证的标准来评价 MRI、CTM、CT 影像上的解剖狭窄以提高阅片者间及阅片者内的可靠性。

推荐等级：B。

推荐：没有足够的证据支持或不支持临床症状/功能与 MRI、CTM、CT 影像上存在解剖狭窄之间的相关性。

推荐等级：I（无足够证据支持）。

（二）电生理检查

推荐：当缺乏足够可信的证据时，工作组意见为将影像学检查作为诊断退变性腰锥管狭窄症的一线检查。

工作组共识：

推荐：建议肌电图椎旁肌定位来确认诊断腰椎管狭窄症，适用于轻、中度症状及影像上的椎管狭窄患者。

推荐等级：B。

推荐：没有足够的证据支持或不支持使用 F 波、H 反射、运动诱发电位、运动神经传导试验、体感诱发电位、皮节感觉诱发电位、下肢肌电图来确诊腰椎管狭窄症。这些检查有助于鉴别其他疾病。

推荐等级：I（无足够证据支持）。

未来研究方向：

推荐 1：继续发展用于诊断跨节段中央型、小关节侧隐窝、椎间孔狭窄影像学可靠而又可重复的标准。

推荐 2：增加开展 MRI 及 CTM 阅片者间及阅片者内差异性的研究，使用硬膜囊面积测量中央型椎管狭窄，使用包括神经受损相关的测量方法来测量侧方及椎间孔狭窄。

推荐 3：未来对治疗措施有效性进行评估的研究应采用预先定义明确的临床测量方法，申明 MRI 及 CT、CTM 上中央型狭窄、侧隐窝狭窄及椎间孔狭窄的测量方法，以及报道中央狭窄、神经源性跛行与侧方狭窄、神经根病进行对比的亚组分析。

推荐 4：增加开展前瞻性研究来评估轴向负荷跨节段影像学对患者预后的意义，以及对间隙性跛行和神经根病患者手术减压的意义。

推荐 5：增加开展肌电图椎旁肌定位及电生理检测在腰椎管狭窄患者临床及影像学评估中的前瞻性研究。未来的研究应该着重说明这类研究和模棱两可的临床症状、体征之间的联系，以及易混淆疾病如糖尿病周围神经病的鉴别。未来的研究应关注此类研究在手术减压效果测量中的作用。

（三）内科/介入治疗

1. 与自然病程相比，内科及介入治疗后是否能对腰椎管狭窄症的管理起到提高临床效果的作用？

系统的文献回顾结果是没有相关文献可回答这个问题。

（1）药物治疗在腰椎管狭窄症管理中的作用。

推荐：没有足够的证据推荐或不推荐使用药物治疗来管理腰椎管狭窄症。

推荐等级：I（无足够证据支持）。

未来研究方向：

推荐：应设计一个大样本、双盲、长时间随访的随机对照研究来检验肌内注射降钙素对治疗腰椎管狭窄症的潜在作用。

（2）物理治疗及锻炼在腰椎管狭窄症治疗中的作用。

推荐：没有足够的证据推荐或不推荐使用物理治疗或锻炼作为单独的措施来治疗退变性腰椎管狭窄症。

推荐等级：I（无足够证据支持）。

推荐：缺乏足够可靠的证据，工作组共识为有限疗程的积极性物理治疗对腰椎管狭窄症患者是一种可选择的方式。

工作组共识：

（3）推拿按摩在腰椎管狭窄症治疗中的作用。

推荐：没有足够的证据推荐或不推荐使用推拿按摩来治疗腰椎管狭窄症。

推荐等级：I（无足够证据支持）。

未来研究方向：

推荐 1：在伦理通过的情况下，未来研究应包含技术标准化的推拿按摩控制组与腰椎管狭窄症自然病程组的对比，并使用已验证的临床检测方法。

推荐 2：未来研究应使用已验证的临床检测方法来对比推拿按摩与其他内科/介入治疗方法治疗腰椎管狭窄症的效果，并应评价长期效果及成本效率。

（4）增强 X 线造影引导下行常规硬膜外类固醇注射在腰椎管狭窄症治疗中的作用。

推荐：推荐使用增强 X 线造影引导硬膜外类固醇注射以提高药物投送的准确性。

推荐等级：A。

（5）硬膜外类固醇注射在腰椎管狭窄症治疗中的作用。

推荐：建议行经椎板间隙行硬膜外类固醇注射提供患者神经源性跛行及神经根病短期的（2 周至 6 个月）症状缓解。然而，也有不一致的结果提到具有长期的（21.5~24 个月）作用。

推荐等级：B。

推荐：建议 X 线片透视引导下经椎间孔或后方腰骶部行硬膜外类固醇注射提供腰椎管狭窄症患者神经源性间歇性跛行及神经根病中期的（3~36 个月）症状缓解。

推荐等级：C。

未来研究方向：

推荐 1：应进行随访≥1 年的大样本、双盲、随机对照临床试验，对腰椎管狭窄引起的单侧腿痛的患者进行增强 X 线造影引导下经椎间孔硬膜外类固醇注射，对照组使用生理盐水安慰剂注射。

推荐 2：应进行随访≥2 年的大样本、双盲、随机对照临床试验，对腰椎管狭窄神经源性跛行患者行 X 线片透视引导下经椎板间隙或后方腰骶部硬膜外类固醇注射，对照组使用生理盐水安慰剂注射。

（6）支具、牵引、电刺激、经皮电刺激等辅助治疗在腰椎管狭窄症治疗中的作用。

推荐：建议使用腰骶部支具缓解腰椎管狭窄症患者疼痛症状及增加其步行距离。没有证据显示一旦移除支具仍能维持这样的结果。

推荐等级：B。

推荐：没有足够的证据推荐或不推荐使用牵引、电刺激、经皮电刺激来治疗腰椎管狭窄症。

推荐等级：I（无足够证据支持）。

推荐：没有足够的证据推荐或不推荐使用中医针灸来治疗腰椎管狭窄症。

推荐等级：I（无足够证据支持）。

未来研究方向：

推荐 1：应对有症状的腰椎管狭窄症进行合理的对比研究，包含软支具治疗、硬支具治疗及无支具治疗，结果测量采用 ZCQ、VAS、步行距离以及已验证的健康相关生存质量量表，比如 SF-36，ODI。

推荐 2：应对中医针灸、牵引、电刺激、经皮电刺激等进行前瞻/随机对照研究，并采用已验证的测量方法来评价其效果。在伦理通过的情况下，理想的方法是将这些治疗方式与无治疗的对照组对比。

2. 内科及介入治疗腰椎管狭窄症的长期（2~10 年）随访结果如何？

推荐：在腰椎管狭窄症的治疗中，内科/介入治疗被认为可提供长期（2~10 年）的好转，其在一大部分患者中证实可获得症状的改善。

推荐等级：C。

未来研究方向：

推荐 1：内科/介入治疗长期随访未来相关研究应包括无治疗的对照组。

推荐 2：内科/介入治疗长期随访未来相关研究应包括每一种内科/介入治疗特异的

临床结果。

（四）手术治疗

1. 手术单纯减压与内科/介入治疗相比是否能提高腰椎管狭窄症的临床疗效？

推荐：建议行减压手术来提高中度或重度腰椎管狭窄症患者的疗效。

推荐等级：B。

推荐：内科/介入治疗可考虑用于腰椎管狭窄症中度症状患者的治疗。

推荐等级：C。

推荐：目前缺乏特异性治疗方式的支持或反对的证据，工作组的推荐为内科/介入治疗可考虑用于腰椎管狭窄症轻度症状患者的治疗。

工作组共识：

推荐：没有足够的证据推荐或不推荐使用棘突间撑开装置来治疗腰椎管狭窄症。

推荐等级：I（无足够证据支持）。

未来研究方向：

推荐1：应进行腰椎管狭窄症明确的中等症状患者的大样本，多中心，三臂（包括对照组及安慰剂组），随机对照研究，对比减压手术组与定义明确的内科/介入治疗组及/或无治疗的自然病程组。

推荐2：应进行腰椎管狭窄症明确的轻到中度症状患者的大样本，多中心，三臂（包括对照组及安慰剂组），随机对照研究，对比棘突间撑开装置治疗组与微创椎板切除减压组及/或定义明确的内科/介入治疗组。

2. 手术减压加融合、固定与单纯减压相比是否能提高腰椎管狭窄症的临床疗效？

推荐：建议不合并腰椎不稳、以下肢症状为主要症状患者行单纯减压手术。

推荐等级：B。

3. 手术治疗腰椎管狭窄症的长期（>4年）随访结果如何？

推荐：手术治疗被认为可提供长期（>4年）的好转，其在大部分患者中证实可获得症状的改善。

推荐等级：C。

推荐：手术减压可考虑用于>75岁腰椎管狭窄症患者的治疗。

推荐等级：C。

未来研究方向：

推荐1：在伦理允许的情况下，未来手术治疗效果的长期随访研究应包括无治疗的对照组。

推荐2：未来手术治疗效果的长期随访研究应包括每种手术治疗方式对应的特异性临床结果。

推荐3：信息明确无偏倚的数据库（存在于斯堪的纳维亚半岛及大的医疗系统中，如美国卫生保健组织）中的大样本队列研究，可为这类长期随访性的研究提供支持。

摘自《医学参考报》2015年6月4日总第406期，骨科学频道2015年第六期A1版（北京军区总医院杜培报道）。

三、2014 NASS 退变性腰椎滑脱诊疗推荐指南

（一）诊断与影像学

1. 哪些病史和体格检查最支持退变性腰椎滑脱的诊断？

目前尚无充分证据就这一问题加以说明。

工作组共识：

在影像学检查提示退变性腰椎滑脱的患者中，其临床特征如下：仅偶发的背痛；慢性下腰痛伴或不伴神经根症状以及伴或不伴体位变化诱发疼痛；神经根症状伴或不伴神经功能缺失；以及神经性间歇性跛行。

未来研究方向：

推荐1： 进行充分有力的观察性研究来评价在体格检查的诊断价值。

推荐2： 为了更好地理解与退变性腰椎滑脱诊断相关的患者的特性或临床表现的重要性，进行大样本的多中心研究是必要的。

2. 最佳的诊断性检查有哪些？

推荐： 侧位平片是判断退变性腰椎滑脱最佳的、无创性的检查。

推荐等级：B。

工作组共识：

在缺少可靠证据时，（工作组）建议尽可能行站立位侧位平片检查。

工作组共识：

MRI 是判断伴有椎管狭窄的退变性腰椎滑脱最佳的、无创性的影像学检查。

推荐：仰卧位 MRI 显示小关节渗出液>1.5 mm 提示可能存在退变性腰椎滑脱。应进一步评估，包括站立位的平片。

推荐等级：B。

推荐：没有足够的证据推荐或不推荐在退变性腰椎滑脱的诊断中直立坐位 MRI 检查的价值。

推荐等级：I（无足够证据支持）。

推荐：没有足够的证据推荐或不推荐应用轴向负荷 MRI 检查来评价腰椎退变性滑脱合并椎管狭窄患者的硬膜囊横截面面积。

推荐等级：I（无足够证据支持）。

推荐：对于退变性腰椎滑脱，特别是 MRI 检查禁忌的患者，平片脊髓造影或 CT 脊

髓造影是评价椎管狭窄的有效方法。

推荐等级：B。

工作组共识：

对于合并有椎管狭窄的退变性腰椎滑脱患者，如果 MRI 检查禁忌或无确定结果，推荐 CT 脊髓造影检查作为明确椎管狭窄或神经根侵及的最佳检查方法。

工作组共识：

对于合并有椎管狭窄的退变性腰椎滑脱患者，如果 MRI 和 CT 脊髓造影检查均为禁忌，无确定结果或不相符的，推荐 CT 作为明确椎管狭窄或神经根侵及的最佳检查方法。

未来研究方向：

工作组推荐前瞻性研究来更好地评价仰卧位、轴向负荷以及体位 MRI 检查在观察和评估退变性腰椎滑脱患者椎管狭窄的价值。

3. 哪些是诊断稳定 VS 不稳定的最佳诊断或体格检查方法？

由于缺少不稳定限定的统一参考标准，没有足够证据推荐诊断退变性腰椎滑脱患者稳定或不稳定的最佳诊断或体格检查方法。

没有公认的诊断稳定与不稳定腰椎滑脱的标准。许多研究利用站立或侧卧位屈伸平片来评价不稳定；然而，关于不稳定的界定非常宽泛。

推荐等级：I（无足够证据支持）。

未来研究方向：

推荐 1：未来研究需要建立可普遍被接受的、一致的、与临床症状相关的、不稳定的参考标准。

推荐 2：不稳定的诊断需要结合临床症状严重程度、预后及治疗效果来进一步确认。

4. 动态 MRI 和/或动态 CT 脊髓造影检查（包括站立位和轴负荷位）有助于退变性腰椎滑脱的诊断检查吗？

推荐：没有足够证据推荐或不推荐在动态 MRI 和动态 CT 脊髓造影检查的诊断价值。

推荐等级：I（无足够证据支持）。

未来研究方向：

工作组推荐进行前瞻性研究来证实动态 MRI 和/或动态 CT 脊髓造影检查的诊断价值。

（二）药物/介入治疗与手术治疗预后的评价

退变性腰椎滑脱治疗的最佳预后评价方法是什么？

最新的文献研究没有指导性，更多的参考信息见 NASS 推出的题为 Compendium of Outcome Instruments for Assessment and Research of《Spinal Disorders》的出版物。

（三）药物治疗和介入治疗

1. 注射封闭在退变性腰椎滑脱治疗中的作用是什么？

推荐：没有足够证据推荐或不推荐应用注射封闭治疗退变性腰椎滑脱。

推荐等级：I（无足够证据支持）。

工作组共识：

当主要表现为椎管狭窄的神经根症状时，在逻辑上更应该着重治疗椎管狭窄。

未来研究方向：

推荐1：未来退变性腰椎滑脱的结果评价应该包括每一种药物／介入治疗方法的结果，按患者症状分层的结果（例如仅有轴向背痛，轴向背痛合并神经根病）。

推荐2：尽管缺乏退变性腰椎滑脱患者物理治疗疗效的研究，工作组建议随机对照研究来比较优先进行物理治疗的益处。这里面也应包括治疗偏好的研究，研究时应注意测试者之间的可信度，因为有文献指出在治疗下腰痛患者时，临床医生的诊断和治疗能力会影响其治疗偏好。

推荐3：工作组推荐进行大样本多中心研究，长期随访评价不同药物/介入治疗方法的疗效。

（四）手术治疗

1. 单纯减压手术疗效要优于单纯药物/介入治疗吗？

推荐：对于继发于轻度退变性腰椎滑脱的症状性椎管狭窄患者，其症状经药物/介入治疗无改善，可考虑行手术减压治疗。

推荐等级：C。

推荐：没有足够证据推荐或不推荐应用手术减压治疗经药物/介入治疗无改善、继发于轻度退变性腰椎滑脱的症状性椎管狭窄患者。

推荐等级：I（无足够证据支持）。

未来研究方向：

由于缺乏对单纯减压的认识，大规模的随机对照研究在逻辑和伦理上恐难以完成。工作组认为以前发表的高质量研究证实，在应用RCT研究对比北美患者手术与药物/介入治疗存在本质上的区别。因此不太可能获得关于手术与药物/介入治疗疗效比较的高质量数据。

需要更大样本的、独立的、回顾性的或前瞻性研究来进一步研究椎管减压治疗症状性椎管狭窄和退变性腰椎滑脱患者的潜在效果和微创手术方法（棘突间间隔器）。

此外，工作组推荐进行广泛的多中心研究来进行长期随访评价手术和药物/介入治疗的疗效。

2. 手术减压+腰椎融合伴或不伴内固定疗效要优于单纯减压术吗？

推荐：与单纯减压术相比，应用手术减压+融合治疗症状性椎管狭窄和退变性腰椎滑脱患者，预后更佳。

推荐等级：B。

推荐：对于症状性的单节段退变性腰椎滑脱患者，如果滑脱为轻度（<20%）且无侧隐窝狭窄，那么保持中央结构的单纯减压术可以起到与减压+融合术相等的疗效。

推荐等级：B。

未来研究方向：

由于缺乏对单纯减压术的认识，大规模的随机对照研究在逻辑和伦理上恐难以完成与减压+融合术的比较。

工作组推荐进行广泛的多中心研究来进行长期随访评价各种手术技术的疗效，包括减压术伴或不伴融合。

3. 手术减压+腰椎融合伴或不伴内固定疗效要优于单纯药物/介入治疗吗?

推荐：与单纯药物/介入治疗相比，应用手术减压+融合术伴或不伴内固定治疗单节段退变性腰椎滑脱患者预后更佳。

推荐等级：B。

推荐：没有足够证据推荐或不推荐应用手术减压+融合伴或不伴内固定治疗多节段退变性腰椎滑脱的预后优于单纯药物/介入治疗。

推荐等级：I（无足够证据支持）。

未来研究方向：

工作组推荐

进行大量的前瞻性研究或多中心长期随访研究来比较各种手术技术包括手术减压+融合（伴或不伴内固定）和药物/介入治疗治疗单节段和多节段退变性腰椎滑脱的疗效。

4. 手术减压+融合+内固定术疗效要优于单纯手术减压+融合术吗?

推荐：对于症状性的椎管狭窄和退变性腰椎滑脱患者，建议增加内固定以改善融合率。

推荐等级：B。

推荐：对于症状性的椎管狭窄和退变性腰椎滑脱患者，增加内固定并不能改善预后。

推荐等级：B。

未来研究方向：

工作组推荐进行大量的前瞻性研究或多中心长期随访研究来比较手术减压+融合使用或不使用内固定的疗效。

5. 手术减压+后外侧融合与手术减压+360°融合的预后相比如何?

推荐：没有足够证据推荐或不推荐用哪种融合方式治疗退变性腰椎滑脱的预后更佳。

推荐等级：I（无足够证据支持）。

未来研究方向：

工作组建议未来的研究应关注于积累证据以便更进一步评价手术技术的效果，包括后外侧融合和360°融合。

6. 手术减压+360°融合术疗效要优于单纯360°融合术吗?

没有发现阐述上述问题的证据。由于相关资料的缺乏，工作组不能对此做出推荐。

未来研究方向：

工作组推荐数据库研究可为360°融合有无减压的预后比较提供数据。

7. 弹性固定术疗效要优于非手术治疗吗?

没有发现阐述上述问题的证据。由于相关资料的缺乏，工作组不能对此做出推荐。

未来研究方向：

推荐 1：工作组推荐进行广泛的多中心长期随访研究来比较手术治疗包括弹性固定与药物/介入治疗的疗效。

推荐 2：工作组推荐前瞻性的研究来比较弹性固定与药物/介入治疗的长期疗效。

8. 棘突间间隔器置入疗效要优于药物/介入治疗吗？

推荐：没有足够的和相矛盾的证据推荐或不推荐哪种治疗方式的预后更佳。

推荐等级：Ⅰ（无足够证据支持）。

未来研究方向：

推荐 1：工作组推荐进行广泛的多中心长期随访研究来比较棘突间间隔器置入手术与药物/介入治疗的疗效。

推荐 2：工作组推荐未来对于治疗单节段退变性腰椎滑脱的棘突间间隔器的评价除与药物治疗比较外还应与手术减压伴或不伴融合相比较。

推荐 3：工作组推荐未来棘突间间隔器的评价应包括长期随访评价是否存在间隔器在可容许限度内下沉并发症的发生率。

9. 复位（手术复位）融合术的作用是什么？

推荐：没有足够证据推荐或不推荐应用复位融合术治疗。

推荐等级：Ⅰ（无足够证据支持）。

未来研究方向：

工作组推荐进行对比和多中心研究来评价滑脱复位与原位融合。

10. 对于接受后外侧融合术的患者，自体骨移植疗效要优于骨移植替代品吗？

推荐：没有足够证据推荐或不推荐哪种骨移植材料预后更佳。

推荐等级：Ⅰ（无足够证据支持）。

未来研究方向：

推荐 1：进行多中心研究评价骨移植物（骨移植类型）与自体骨移植的失败率。

推荐 2：进行对比的成本分析研究来评价骨移植与自体骨移植的成本效益。

11. 关于微创手术疗效：

①要优于传统开放减压术（椎板切除）吗？②要优于传统（开放）减压+融合术或减压+融合+内固定术吗？

推荐：微创手术和开放减压+融合（有或无内固定）术的预后均有显著改善，但究竟何种手术技术预后更佳目前证据不一致。

推荐等级：Ⅰ（无足够证据支持或相矛盾证据反对）。

未来研究方向：

工作组推荐进行随机对照和前瞻性研究来比较微创手术与开放手术疗效的有效性和持久性。值得引起重点注意的是因为缺少统一的关于微创手术的定义，因此微创手术的推荐具有复杂性；因此，工作组推荐在未来研究中评价微创手术的效果时要对其做出清晰明确的定义。

12. 手术治疗的长期（4 年以上）预后是什么？

推荐：对于症状性椎管狭窄和退变性腰椎滑脱患者，减压 +融合术可能是显著改善长期预后的治疗方法。

推荐等级：C。

未来研究方向：

推荐1：对于症状性椎管狭窄和退变性腰椎滑脱患者，如伦理上可行，未来关于手术效果的长期研究应包括与当前最佳药物治疗方法对比。对研究对象持续的随访可以获得手术治疗与药物/介入治疗疗效对比的高质量的数据。

推荐2：对于症状性椎管狭窄和退变性腰椎滑脱患者，未来的长期预后随访研究非常有必要比较不同手术技术的疗效。

13. 哪些患者特有的特点会影响治疗（手术或其他）疗效？

推荐：没有足够证据推荐或不推荐非原发疼痛可能会影响治疗疗效。

推荐等级：I（无足够证据）。

推荐：没有足够证据推荐关于患者年龄和三种以上并存疾病对其治疗疗效的影响。

推荐等级：I（无足够证据支持）。

推荐：没有足够证据推荐关于患者症状持续时间对其治疗疗效的影响。

推荐等级：I（无足够证据支持）。

推荐：没有足够证据推荐关于患者肥胖（BMI>30）对其治疗疗效的影响。

推荐等级：I（无足够证据支持）。

未来研究方向：

推荐：工作组推荐立足于人口的观察性研究，例如进行多中心研究来调查与较差的药物/介入治疗或手术治疗疗效有关的患者的临床特点。

14. 手术治疗术后患者进行康复锻炼（包括肢体训练、脊柱支具/手法治疗或心理干预）的效果怎样？

没有发现阐述上述问题的证据。由于相关资料的缺乏，工作组不能对此做出推荐。

未来研究方向：

推荐：进行观察性研究来评价各种术后康复锻炼方法的效果。

（五）治疗的性价比

没有发现阐述上述问题的证据。由于相关资料的缺乏，工作组无法针对关于手术与药物/介入治疗哪种成本效益更佳做出推荐。

未来研究方向：

工作组推荐进行成本分析研究来评价手术与药物/介入治疗的长期成本效益。

1. 微创手术的成本效益要优于传统的开放手术吗？

推荐：没有足够证据推荐或不推荐哪种入路手术的成本效益更佳。

推荐等级：I（无足够证据支持）。

未来研究方向：

工作组推荐进行成本分析研究来评价微创手术与传统手术的长期成本效益。需要着重指出的是微创手术缺少统一的定义。因此工作组推荐在未来研究中评价微创手术地位和成本效益时要对其做出清晰明确的定义。

摘自《医学参考报》2015 年 5 月 7 日总第 402 期，骨科学频道 2015 年第五期 A1 版（北京军区总医院高维涛报道）。

四、退变性神经根型颈椎病诊疗推荐

引言

北美脊柱协会颁布的《退变性神经根型颈椎病诊断治疗指南》旨在针对与神经根型颈椎病相关的重要临床问题提供基于循证医学的诊疗建议。该指南突出反映了从2009年5月至今高质量临床文献中与该疾病相关的诊疗理念，为选择合适、有效的治疗方案并达到良好的预后提供帮助。指南提供了退变性神经根型颈椎病自然病程的定义及解读、概述了对可疑患有神经根型颈椎病患者的评估方法以及对已确诊该病的成年患者如何选择合适的治疗方案。应该注意到，该指南并非"标准化治疗"或固定的治疗原则。治疗方案的制定应以患者的不同需求和临床医生的专业判断为依据。

（一）诊断与影像学

1. 哪些病史和体格检查可以更好地支持退变性神经根型颈椎病的诊断？

推荐：患者存在以下症状时应考虑到神经根型颈椎病的诊断，如手臂疼痛、颈部疼痛、肩胛或肩胛周围疼痛、感觉异常、麻木、皮肤敏感度改变、无力或上肢腱反射异常等。这些均为退行性神经根型颈椎病在临床中最常见的表现。

推荐等级：B。

推荐：存在以下非典型临床表现时也要考虑到该病的存在，如三角肌肌力减弱、翼状肩胛、手内肌肌力减弱、胸部或乳房深部疼痛、头痛等。神经根型颈椎病的患者可主诉非典型的症状和表现，并通过治疗获得改善。

推荐等级：B。

推荐：评估患者临床症状、体征是否与神经根型颈椎病诊断一致，可采用包括椎间孔挤压试验和臂丛牵拉试验在内的诱发试验。

推荐等级：C。

推荐：单独的臂部皮节区疼痛对确定病变节段并无特异性，因此建议术前进一步采用CT、CT造影或MRI检查来明确手术减压部位。

推荐等级：B。

未来研究方向：

对确诊神经根型颈椎病的患者研究其特异性症状与体格检查间的关系，明确当采用保守或手术治疗后它们能否有效地判定预后。

2. 哪些是最佳的诊断性检查（包括影像学和电检查）？在评价或治疗退变性神经根型颈椎病中何时、如何应用这些检查？

推荐：对保守治疗一个疗程无效或拟进行介入或手术治疗的颈椎病患者，推荐进行 MRI 检查以明确压迫性质（椎间盘突出或脊柱关节炎）。

推荐等级：B。

推荐：当缺乏足够可信的证据时，对保守治疗一个疗程无效或拟进行介入或手术治疗的颈椎病患者，以及无法进行 MRI 检查的患者，工作组建议进行 CT 检查来明确压迫性质（椎间盘突出或脊柱关节炎）。

工作组共识：

推荐：对于临床症状、体征与 MRI 检查结果不相符的患者（如椎间孔压迫可能在 MRI 影像上难以辨别）建议进行 CT 脊髓造影检查。同时对于无法进行 MRI 检查的患者也建议进行 CT 脊髓造影检查。

推荐等级：B。

推荐：没有足够的证据推荐或不推荐对进行体格检查和 MRI 检查后仍无法明确神经根型颈椎病诊断的患者进行 EMG 检查。

推荐等级：I（无足够证据支持）。

推荐：对于 MRI 或 CT 造影显示多节段病变的神经根型颈椎病患者，为了明确产生症状的节段可采用选择性神经根封闭术。神经根封闭术也可以应用于临床症状与 MRI 或 CT 造影结果不相符合时确定责任节段。

推荐等级：C。

未来研究方向：

推荐 1：应用现代化的设备及影像学技术对 MRI、CT 和 CT 脊髓造影技术在发现和显示病变方面的准确性进行重复性研究，以期达到可以将其作为外科手术或判断预后的金标准。

推荐 2：当临床症状与 MRI 影像学不相符时，应对 EMG 的诊断价值进行进一步的评估。

推荐 3：当临床症状与 MRI 影像学不相符时，应对神经根封闭术的作用进行进一步的评估。当 MRI 影像学表现为患者症状侧多节段受累时，神经根封闭术能否作为外科手术或判断预后的金标准也需进行进一步的评估。

推荐 4：动态站立位 MRI 的诊断价值及接受了减压手术患者的长期随访结果需进行进一步研究。应关注以下问题：对接受了前路减压融合术和采用后路运动保留技术的患者，动态下邻近节段中央椎管狭窄对长期随访结果是否存在影响？

（二）药物/介入治疗与手术治疗预后的评价

1. 对退变性神经根型颈椎病治疗结果最适合的评价方法是什么？

推荐：推荐使用 Neck Disability Index（NDI）、SF-36、SF-12 及 VAS 对神经根型颈椎病治疗结果进行评价。

推荐等级：A。

推荐：推荐采用 The Modified Prolo，Patient Specific Functional Scale（PSFS），HealthStatus Questionnaire，Sickness Impact Profile，Modified Million Index，McGill Pain Scores and Modified Oswestry Disability Index 对神经根型颈椎病治疗结果进行评价。

推荐等级：B。

未来研究方向：

特异性的预后评价方法如 PSFS 和 HSQ 已被应用于神经根型颈椎病治疗结果的评价中。但这些评估方法因其使用范围或接受程度不同而具有一定限制。因此诸如此类的评估方法应加强与 I 级证据的研究工作共同检验其有效性并逐步成为神经根型颈椎病治疗效果评估的有效工具。

（三）药物治疗和介入治疗

1. 药物治疗在神经根型颈椎病治疗中的作用是什么？

目前尚未有足够文献就这一问题加以说明。

未来研究方向：

推荐 1： 关于药物在神经根型颈椎病治疗中作用的研究，在伦理允许的前提下应包括未经治疗的对照组。

推荐 2： 以单纯药物治疗患者为研究对象时，应将其分为亚组进行研究。

2. 理疗/锻炼在神经根型颈椎病治疗中的作用是什么？

推荐： 在选择外科手术或药物/介入治疗时，要考虑到患者的情绪和主观认知因素（如工作不顺心）的影响。

推荐等级： I（无足够证据支持）。

未来研究方向：

推荐 1： 关于理疗/锻炼在神经根型颈椎病治疗中作用的研究在伦理允许的前提下应包括未经治疗的对照组。

推荐 2： 以单纯理疗/锻炼治疗患者为研究对象时，应将其分为亚组进行研究。

推荐 3： 在评价情绪、认知及与工作相关的事件对治疗影响作用的研究中，可以增加这些因素对患者预后产生影响的部分。

3. 按摩/脊椎推拿在神经根型颈椎病治疗中的作用是什么？

推荐： 基于按摩在治疗中的有效性并不明确，当选择按摩治疗时，要考虑到可能会导致症状加重或明显的并发症发生。阅读按摩前的影像学资料（译者注：Premanipulation：指按摩开始前 6 个月）可以降低并发症发生风险。

工作组共识

未来研究方向：

推荐 1： 关于按摩/脊椎推拿在神经根型颈椎病治疗中作用的研究，在伦理允许的前提下应包括未经治疗的对照组。

推荐 2： 以单纯按摩/脊椎推拿治疗患者为研究对象时，应将其分为亚组进行研究。

推荐 3： 未来关于按摩/脊椎推拿有效性的研究中应包括有关与该治疗相关并发症的数据与讨论。

4. 硬膜外类固醇药物注射在神经根型颈椎病治疗中的作用是什么？

推荐： 当制定药物/介入治疗方案时，可以考虑采用在 CT 或床旁透视机下经椎间孔的类固醇药物注射的治疗方法。对可能产生的并发症要列入考虑范围内。

推荐等级： C。

未来研究方向：

推荐1：关于硬膜外类固醇药物注射在神经根型颈椎病治疗中作用的研究，在伦理允许的前提下应包括未经治疗的对照组。

推荐2：以单纯硬膜外类固醇药物注射治疗患者为研究对象时，应将其分为亚组进行研究。

推荐3：未来关于硬膜外类固醇药物注射有效性的研究中应包括有关与该治疗相关并发症的数据与讨论。

5. 辅助治疗包括支具、牵引、电刺激、针灸和经皮电刺激疗法，在神经根型颈椎病治疗中的作用是什么？

推荐：非对照的病例分析结果显示臭氧注射、枕颌带牵引结合药物治疗、理疗、局部注射及牵引治疗可以改善患者疼痛症状。这一结果从另一个角度也说明从神经根型颈椎病的自然病程来讲，如果不进行治疗的话可能不会有疼痛症状的改善。

工作组共识

推荐：在选择外科手术或药物/介入治疗时，要考虑到患者的情绪和主观认知因素（如工作不顺心）的影响。

推荐等级：Ⅰ（无足够证据支持）。

未来研究方向：

推荐1：关于辅助治疗在神经根型颈椎病治疗中作用的研究，在伦理允许的前提下应包括未经治疗的对照组。

推荐2：以进行辅助治疗的患者为研究对象时，应将其分为亚组进行研究。

推荐3：在评价情绪、认知及与工作相关的事件对治疗影响作用的研究中，可以增加这些因素在多大程度上对患者预后产生影响的部分。

（四）外科治疗

1. 与药物/介入治疗比较，外科手术治疗（包括已接受术前药物/介入治疗或没有接受过相关治疗）的预后是否更佳？

推荐：与药物/介入治疗相比，外科手术治疗可以更加快速地缓解疼痛症状。

证据等级：B。

推荐：在选择外科手术或药物/介入治疗时，要考虑到患者的情绪和主观认知因素（如工作不顺心）的影响。

推荐等级：Ⅰ（无足够证据支持）。

未来研究方向：

推荐1：建议进行随访时间至少2年以上前瞻的、多中心随机对照研究来比较外科治疗和药物/介入治疗的不同预后并得出令人信服的结果。

推荐2：以接受辅助治疗的患者为研究对象时，应将其分为亚组进行研究。

推荐3：在评价情绪、认知及与工作相关的事件对治疗影响作用的研究中，可以增加这些因素在多大程度上对患者预后产生影响的部分。

2. 颈前路减压融合术疗效（临床或影像学）优于颈前路减压术吗？

推荐：对于单节段神经根型颈椎病，颈前路减压术和颈前路减压融合术临床疗效相似。

推荐等级：B。

推荐：在进行颈前路减压术后，建议同时进行椎间植骨以改善术后颈椎矢状位力线。

推荐等级：B。

未来研究方向：

建议开展前瞻、双盲的 RCT 研究来对比两种不同术式在治疗单节段神经根型颈椎病临床疗效及影像学预后方面的差异，比较哪种术式可以在术后获得更好的颈椎曲度。

3. 颈前路椎间盘切除减压融合术使用内固定物会获得更佳的预后吗？

推荐：使用或不使用内固定物的颈前路椎间盘切除减压融合术均为类似的治疗方法，其在单节段神经根型颈椎病的临床疗效、融合率方面相似。

推荐等级：B。

推荐：建议在进行颈前路椎间盘切除减压融合术时使用钛板来改善术后颈椎矢状位力线。

推荐等级：B。

推荐：当行颈前路多节段减压融合术时使用钛板可能会增加颈椎的稳定性，但缺乏足够的证据支持使用钛板可以获得更佳的临床预后。

工作组共识

未来研究方向：

建议进行设计良好的、前瞻性 RCT 研究来对比使用或不使用钛板的颈前路椎间盘切除减压融合术的影像学及临床预后，比较哪种方法在获得长期、良好的颈椎曲度方面更具有优势。

4. 治疗退变性神经根型颈椎病的前路手术疗效要优于后路手术吗？

推荐：无论是颈椎前路椎间盘切除减压融合术还是后路椎板/椎间孔减压融合术，均可用于继发于椎间孔内椎间盘突出导致的单节段神经根型颈椎病并获得相对满意的临床疗效。

推荐等级：B。

推荐：与颈椎后路椎板/椎间孔减压融合术比较，颈椎前路椎间盘切除减压融合术更加适合致压物位于中央或旁中央以及脊柱关节退变导致单节段受累的神经根型颈椎病。

工作组共识

未来研究方向：

建议进行长期的前瞻性 RCT 研究评估两种不同手术方式的临床预后、围手术期并发症发生率及翻修率。研究组由仅存在椎间孔狭窄的患者组成并包括两个独立的队列："软性椎间盘突出"和"硬性椎间盘突出"或脊柱关节退变硬化。

5. 后路减压融合术疗效（临床或影像学）要优于单纯后路减压术吗？

系统性文献回顾尚未发现有相关研究。大多数的后路椎板/椎间孔减压融合术更多的应用于多节段椎管狭窄导致的脊髓病、创伤后脊柱失稳、肿瘤以及炎性疾病的治疗。

未来研究方向：

开展颈椎后路椎板/椎间孔减压融合术治疗神经根型颈椎病方面的研究并非合适。因为该术式应用于神经根型颈椎病的治疗并非多见，缺乏更多的临床数据来有效地开展这一研究。

6. 颈前路减压术和椎间盘置换术的疗效（临床或影像学）要优于颈前路减压融合术吗？

推荐： 颈前路椎间盘切除减压融合术与椎间盘置换术均为类似的治疗方法，其治疗单节段神经根型颈椎病在短期临床疗效方面相似。

推荐等级：B。

未来研究方向：

推荐1： 有必要对先前纳入 RCT 研究的接受颈椎间盘置换手术的患者继续进行长期随访观察，验证与颈前路椎间盘切除减压融合术相比，椎间盘置换术是否具备其所标称的诸多优点，尤其应关注临床预后、翻修率以及邻椎病几个方面。研究中应将软性椎间盘与硬性椎间盘、椎间孔内病变与旁中央型病变进行分层分析。

推荐2： 建议将对比颈前路椎间盘切除减压术与颈椎间盘置换术的独立的、双盲的前瞻性 RCT 研究中非偏倚的结果加入到器械豁免政策研究结果中。

7. 外科手术治疗退变性神经根型颈椎病长期（4 年以上）随访结果如何？

推荐： 外科手术治疗单节段退变性神经根型颈椎病长期疗效满意（4 年以上随访）。

推荐等级：C。

未来研究方向：

对随访时间超过 4 年的接受了颈前路椎间盘切除减压术、颈前路椎间盘切除减压融合术、椎间盘置换术及后路椎板/椎间孔减压术的患者进行高信度、前瞻性的对比研究，将为评估外科手术治疗该病的长期预后提供更加有用的信息。

8. 单节段减压与多节段减压对比，其长期疗效如何？

系统性文献回顾尚未发现相关研究结果。从目前的文献回顾分析来看，大多数的神经根型颈椎病均为单节段，偶尔有同时两个节段受累的情况。多节段受累而不存在脊髓受压表现的病例较为罕见。因此目前没有足够的证据支持回答上述问题。

未来研究方向：

工作组不推荐进行该方向的深入研究，更多的精力应放在对单节段病变长期随访数据的搜集上。

摘自《医学参考报》2015 年 2 月 5 日总第 390 期，骨科学频道 2015 年第二期 A1 版（北京军区总医院任大江报道）。

五、退变性腰椎管狭窄诊治指南（更新）

【据《Spine》2013 年 7 月报道】题：北美脊柱外科协会：退变性腰椎管狭窄症诊断治疗的循证医学临床指南（更新）（作者 D. S. Kreiner 等）。

北美脊柱外科协会制定的腰椎管狭窄症诊断和治疗循证医学指南旨在针对该病诊断和治疗中的核心问题为临床医生提供循证医学方面的建议。该指南总结了目前已发表的关于该病症诊断治疗方面高质量的临床文献（截至 2010 年 7 月），力求反映出当前治疗症状性退变性腰椎管狭窄症这一疾病的最新理念。

北美脊柱外科协会退变性腰椎管狭窄工作组遵循循证医学原则，首先从与疾病相关的若干问题入手，对文献进行广泛搜集，随后对命中的文献依据循证医学证据等级进行归类，最后通过归纳总结高证据等级的文献，逐一回答与该疾病相关的每一个问题。因此，该指南中提出的各项建议均为建立在循证医学基础之上得出的，同时每一项建议都根据其来源及文献的证据等级给出相应的推荐等级。当缺乏有力的文献证据支持时，建议的通过则需 80% 以上的工作组成员达成一致后最终确定。

（一）退变性腰椎管狭窄症的定义及自然病史

问题 1. 退变性腰椎管狭窄症的最准确定义是什么？

退变性腰椎管狭窄症描述了一种继发于腰椎退行性变基础之上、容纳神经及血管结构的椎管面积减少的病理状态。当病变进一步发展，将出现臀部和/或下肢的疼痛和/或疲劳感，可以合并或不合并腰部疼痛。在腰部处于直立位置时（如行走时）可诱发神经源性跛行，而在前屈、坐位和/或平躺时症状得以缓解（工作组共识）。

问题 2. 有症状的腰椎管狭窄症其自然病程是怎样的？

尚缺乏有力的文献证据支持，工作组认为对于临床上表现为轻中度症状性腰椎管狭窄症患者大概有 1/3~1/2 的患者其转归是良好的，极少数患者会出现病情快速进展或严重不可逆的神经功能丧失（工作组共识）。

（二）诊断及影像学

问题 3. 哪些病史特点或体征有助于该病的诊断？

老龄患者中有臀部或下肢不适症状，该症状在行走或站立时加重，取坐位或腰部前屈时可缓解或消失时应考虑到该病的存在。而行走时疼痛无加重的患者罹患该病的可能性较低（推荐等级 C）。

没有足够证据支持或反对一些特定的临床检查对诊断该病的可信度，包括闭目直立试验、腰后伸试验、感觉运动障碍、腿部疼痛痉挛以及跟腱反射异常（推荐等级 I：

证据等级不足）。患者主诉腰部或下肢疼痛状也无有效证据等级文献支持（推荐等级 I：证据等级不足）。

问题 4. 最适合的诊断性检查是什么？

对存在与该病一致的病史及体征的患者，为了明确有无腰椎管解剖学狭窄及神经根受累，腰椎核磁共振检查是最佳的非侵入性检查（推荐等级 B）。

对存在与该病一致的病史及体征的患者，如因各种原因无法进行腰椎核磁共振或 CT 脊髓造影，以及上述检查结果缺乏阳性发现时，CT 可作为首选的检查，明确有无腰椎管解剖学狭窄及神经根受累（推荐等级 B）。

对存在与该病一致的病史及体征的患者，在普通非负重核磁共振或 CT 影像上硬膜囊面积小于 110 mm^2，以及可疑椎管狭窄但又无法明确是中央管还是神经根管狭窄时，轴位负重下的腰椎核磁及 CT 检查是对常规的影像学检查的有益补充（推荐等级 B）。

（三）影像学与临床症状体征相关性

缺乏足够证据支持或反对临床症状体征与核磁共振、CT 或 CT 脊髓造影影像学狭窄两者存在关联性（推荐等级 I：证据等级不足）。

（四）电生理诊断

缺乏足够证据支持其有效性，工作组建议影像学检查应作为诊断该病的首选方法（工作组共识）。

对存在轻中度临床症状且放射影像学提示椎管狭窄的患者，为了进一步明确诊断，可行脊旁肌肌电图检查（推荐等级 B）。

F 波、H 反射、动作诱发电位、神经传导速度、体感诱发电位以及下肢肌电图的使用是否有助于进一步明确诊断并无充足证据支持。这些检查手段更多的应用在明确是否存在其他的并存病（推荐等级 I：证据等级不足）。

（五）各种不同治疗方法预后评估

问题 5. 该病最适宜的预后评估手段是什么？

参阅北美脊柱协会出版发行的脊柱疾患预后评估与研究一书（详见 https：//webportal. spine. org/Purchase/ProductDetail. aspx？ Product_ code = 68cdd1f4 - c4ac - db11 - 95b2 - 001143edb1c1）。

（六）药物及介入治疗

问题 6. 与该病的自然病程相比，药物或介入治疗是否可以提高患者的预后？

由于缺乏治疗组（药物或介入治疗）与对照组（自然病程）的对照，目前尚没有文献直接回答这一问题。

问题 7. 药物治疗腰椎管狭窄症的有效性如何？

缺乏充分的证据支持或反对使用药物治疗腰椎管狭窄症（推荐等级 I：证据等级不足）。

问题 8. 理疗或运动疗法治疗腰椎管狭窄症有效性如何？

缺乏充分的证据支持或反对单一使用理疗或运动方法治疗腰椎管狭窄症（推荐等级 I：证据等级不足）。

工作组认为在一定时期内使用物理疗法也不失为一种治疗的选择（工作组共识）。

问题 9. 推拿按摩治疗腰椎管狭窄症有效性如何？

缺乏充分的证据支持或反对单一使用推拿按摩方法治疗腰椎管狭窄症（推荐等级 I：证据等级不足）。

问题 10. 在进行硬膜外类固醇激素注射治疗中使用对比增强透视，其有效性如何？

建议在进行硬膜外激素注射治疗时使用对比增强透视，可以提高药物导向的准确性（推荐等级：A）。

问题 11. 硬膜外类固醇激素注射治疗，其有效性如何？

对存在神经原性跛行或神经根病的患者，给予椎板间硬膜外类固醇激素注射后短期内可获得症状缓解（2 周至 6 个月）。也有证据表明部分患者可获得长期症状缓解（21.5~24 个月）（推荐等级 B）。

多疗程透视引导下经椎间孔硬膜外类固醇激素注射或骶管封闭可缓解存在神经源性跛行或神经根病患者的疼痛症状。治疗效果可持续 3~36 个月（推荐等级 C）。

问题 12. 支具、牵引、经皮电刺激等辅助治疗的有效性如何？

腰骶部支具对提高患者行走距离及减轻疼痛有一定的帮助。无证据表明当不再使用支具时该疗效是否能够得以维持（推荐等级 B）。

牵引、经皮电刺激等辅助治疗无充分证据支持或反对其治疗有效性（推荐等级 I：证据等级不足）。

无充分证据支持或反对针灸治疗该病的有效性（推荐等级 I：证据等级不足）。

问题 13. 药物或介入治疗该病，其长期疗效（2~10 年）如何？

药物或介入治疗被认为可以长期（2~10 年）改善患者临床症状，同时对大部分患者而言可以提高预后水平（推荐等级 C）。

（七）外科治疗

问题 14. 与药物或介入治疗相比，单纯椎管减压治疗腰椎管狭窄症是否可以提高患者预后水平？

对存在中重度临床症状的患者，外科治疗可以提高患者预后水平（推荐等级 B）。

药物或介入治疗对存在中等程度临床症状的患者更加适合（推荐等级 C）。

没有充分证据支持或反对使用棘突间装置治疗腰椎管狭窄症（推荐等级 I：证据等级不足）。

问题 15. 与单纯椎管减压术相比，使用或不使用内固定的腰椎融合术是否可以提高患者预后水平？

对合并有腰椎滑脱的腰椎管狭窄症患者的治疗请参考北美脊柱外科协会 2008 年制定的腰椎退变性滑脱的诊断和治疗一文（详见：http：//www. spine. org/Documents/Spondylolisthesis_ Clinical_ Guideline. pdf）。

对不存在腰椎不稳同时以腿痛为主诉的患者可采用单纯椎管减压术（推荐等级 B）。

问题 16. 外科手术治疗该病的长期（4 年以上）疗效如何？

手术治疗被认为可以长期（4 年以上）改善患者临床症状，同时对大部分患者而言可以提高预后水平（推荐等级 C）。

对年龄大于 75 岁的腰椎管狭窄症患者可考虑进行椎管减压术（推荐等级 C）。

该指南的制定旨在帮助临床医生提高对腰椎管狭窄症的认识，同时也为罹患该病的患者提供最有效的治疗方案及功能康复。不仅如此，该指南还可以帮助临床医生在浩瀚的文献海洋中捕捉到有关该疾病基于循证医学原则之上的要点，从而对该病的诊断与治疗做出准确有效的判断。

摘自《医学参考报》2014 年 4 月 3 日总第 350 期，骨科学频道 2014 年第四期 A1 版（北京军区医院任大江报道）。

第三篇

创伤篇

一、髌骨骨折的最新治疗策略

髌骨是人体最大的籽骨，在膝关节的屈伸活动中具有重要意义。髌骨骨折几乎占到成人骨折的 1%。髌骨骨折的治疗目的包括修复重建伸膝装置、减少髌骨骨质缺损、恢复关节面的完整性以及早期开展功能锻炼。美国圣地亚哥国家医学中心骨科的学者，在近期的 Orthopedics 杂志上发表了髌骨最新治疗策略的文献综述，现摘要编译如下。

（一）影像学

对于髌骨骨折的分类与治疗选择，取决于普通的膝关节正侧位片，很少进行进一步的检查。但是 Lazaro 等人研究发现，通过 CT 检查有 66% 的病例 AO/OTA 分型需要更正，同时有 49% 的治疗方案需要改变，他们发现有接近一半的粉碎严重的骨折，平片检查漏诊。

（二）非手术治疗

对伸膝装置完整、移位少于 4 mm 和关节面台阶小于 3 mm 的髌骨骨折，制动 4 周，99% 的患者可以取得优良的疗效。制动时间延长会造成膝关节僵硬、股四头肌萎缩和关节粘连。近来有学者建议，在可耐受的情况下进行膝关节伸直位制动下的直腿抬高练习和负重练习，然后进行主动或者主动辅助下的关节运动锻炼 1~2 周，继之进行对抗练习 6 周。

对于存在罹患严重疾病、手术风险极高的髌骨骨折患者，也应考虑非手术治疗。Pritchett 报道了 18 例罹患严重基础疾病的髌骨骨折患者，骨折移位超过 1 cm，通过带钩的伸直型夹板固定完全负重和直腿抬高进行治疗。有 6 例患者在 24 个月的随访期间死亡，剩余 12 例患者中有 3 例患者的疗效很差。

（三）手术治疗

髌骨骨折的治疗方法有许多，包括：髌骨部分切除、张力带固定、改良张力带固定、钢板螺钉内固定、缝合修复、钢丝环扎、经皮切开复位内固定、全髌骨切除、关节镜辅助下的切开复位内固定。最近的一篇文献回顾表明，不同的手术治疗方法之间以及与非手术治疗之间，缺少高质量证据的研究。

1. 张力带固定

对于简单的横行髌骨骨折，前方切开复位张力带固定是最常用的方法（图 3-1）。该方法是将髌骨前方的张力转化为骨折端关节面的加压力。虽然张力带固定这一 AO 经典技术被推荐用于简单骨折，但是也可以用于某些粉碎类型的髌骨骨折，只要它们的后侧皮质完整，就可以完成加压。

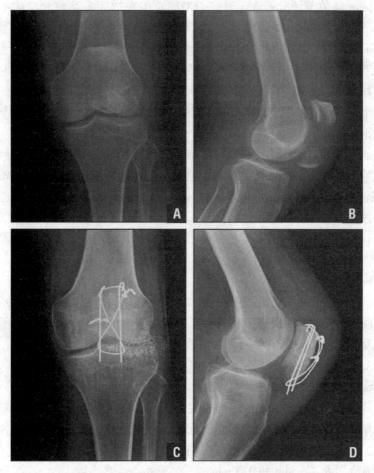

图 3-1 张力带固定后的横行髌骨骨折

A. 正位片　B. 侧位片　C. 术后 5 个月的正位片　D. 骨折愈合后的侧位片

　　髌骨骨折手术固定的入路通常采用前方纵形切口，全层切开。也有学者建议采用髌旁入路，他们认为髌骨旁入路可以更好地显露骨折和进行复位固定。但是，我们应该避免采用横切口，除非患者是开放性骨折而不得不用这个入路。张力带固定可以促进膝关节早期运动提高疗效和降低创伤性关节炎的发生。

　　19 世纪 50 年代介绍的经典 AO 张力带技术，包括 2 枚平行的纵向克氏针和从髌骨前面克氏针后面穿过的钢丝。使用粗塑料导管可以帮助张力带钢丝绕过克氏针。但是张力带固定技术也存在内置物凸出需要去除、内固定松动、肌肉萎缩、复位丢失等问题。

　　Berg 报道了改良张力带固定的方法，采用平行空心螺钉代替克氏针用于 10 例患者，其中包括 3 例翻修病例，70% 的患者取得了优良疗效，没有出现复位丢失、内固定移位或断裂的情况。

　　Tian 对克氏针钢丝张力带与使用了空心螺钉的改良张力带固定进行了一项回顾性的比较研究。他们发现采用空心螺钉的改良方法可以取得更好的复位效果，降低愈合评分，提高 Iowa 膝关节评分。克氏针张力带固定组在内固定移位和二次手术发生率方面的发生率分别为 15.4% 和 5.7%，但是空心螺钉改良组患者未出现上述情况。

Carpenter 等人对尸体研究发现，与单纯的空心螺钉以及改良克氏针张力带相比，空心螺钉改良后张力带固定具有更好的失败载荷。Gosal 等人比较了不锈钢钢丝和编织聚酯线的张力带固定效果，两组病例的二次手术发生率分别为 38% 和 6%。目前推荐用于横行髌骨骨折的张力带固定方式是垂直空心螺钉联合 8 字形张力带钢丝固定。

2. 环扎钢丝固定

Yang 等人介绍了他们使用钛缆环扎固定治疗 21 例移位性粉碎性髌骨骨折的经验，只出现了 1 例钛缆断裂，疗效优良率为 100%，骨折愈合率也是 100%。Matsuo 等人在治疗 5 例粉碎性髌骨骨折时，采用环扎固定，同时将髌骨周围的软组织进行修复，取得了 80% 的骨折愈合率，有 1 例患者出现了髌骨下极不愈合，但并未出现伸膝粘连。他们认为对于无法采用张力带固定的粉碎性髌骨骨折，在进行患者环扎固定的同时应修复软组织结构。

3. 钢板内固定

对于粉碎性的髌骨骨折，小型钢板可以放置在髌骨前侧从而提供额外的稳定作用（图 3-2）。Taylor 等人近期报道了髌骨骨折钢板内固定的技巧和疗效。他们在 8 例髌骨骨折或者骨折不愈合的病例中采用骨块间螺钉固定结合钢板固定的方法。所有的患者在术后平均 3.2 个月的时候取得了骨折愈合，膝关节的平均活动度为 129°。没有患者因为内固定导致的症状而进行内固定取出术。

Thelen 等人在尸体上对 2.7 mm 的固定角度钢板固定横行骨折的效果进行评估，并与克氏针张力带以及空心螺钉张力带进行比较。在进行膝关节的完全伸直到屈曲 90° 的 100 次循环之后固定角度钢板的平均移位小于 1 mm，而克氏针张力带和空心螺钉张力带的平均移位分别为 7.1 mm 和 3.7 mm。

Banks 等人在髌骨横行骨折尸体模型上比较空心螺钉张力带固定和锁定钢板固定的效果。两者的失败载荷相似，但是锁定钢板固定组的极限固定强度要明显高于空心螺钉张力带组，末期载荷略微低于后者。

Wurm 等人在塑料髌骨骨折模型上分别采用锁定钢板和张力带固定进行固定，然后进行性模拟的行走实验。与锁定钢板相比，张力带固定失败时的载荷要低 33%，同时，骨折间隙要比前者大 5 倍。

既往用于头颅颌面手术的钛网也被推荐用于髌骨骨折的固定用以提高骨折的支持（图 3-3）。这种植入物的优势在于易于塑形，有多个螺钉孔便于置入螺钉固定，而且材料的切迹轮廓非常低。在一项生物力学实验中，Dickens 等人发现和传统的张力带固定相比，在内固定失败之前钛网固定可以维持更小的骨折移位间隙。

4. 单纯的骨块间螺钉固定

使用单纯的骨块间螺钉固定治疗髌骨骨折的文献报道非常少。Wang 等人报道了一项回顾性研究，比较 37 例改良张力带固定与 35 例平行骨块间螺钉固定的疗效。平行钛合金螺钉固定的手术时间更少，固定丢失的概率更小，有症状的内固定障碍以及二次手术的发生率也较低。

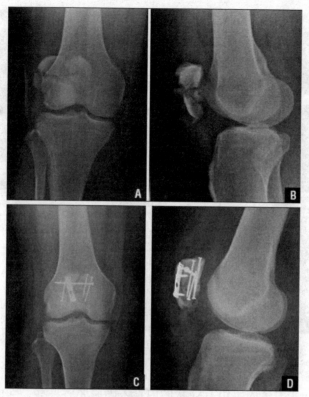

图 3-2　粉碎性髌骨骨折的正位片

A、B. 侧位片（采用切开复位固定的方法，使用 2.0 mm 和 2.7 mm 的螺钉进行固定，同时加用 2.7 mm 的钢板来增加骨质稳定性）　C、D. 术后的正位片和侧位片（C、D 显示复位后的骨折位置得到维持，同时骨折愈合）

Tandogan 等人对 5 例不涉及伸膝装置破坏的移位型髌骨骨折采用关节镜辅助下的经皮螺钉固定。除了 1 例患者之外，其余 4 例患者的膝关节屈伸完全正常，没有出现内固定断裂或者感染。尸体实验研究表明空心钉固定后的失败载荷要低于改良空心钉张力带。

5. 髌骨下极骨折的治疗

髌骨下极撕脱性骨折的比例占髌骨手术治疗的 9%~22%（图 3-3）。该类型的骨折通常为粉碎性骨折，治疗起来非常困难。Kastelec 和 Ceselko 采用内固定治疗了 14 例髌骨下极骨折患者，并与 14 例进行了下极切除手术和直接髌骨肌腱修复的下极髌骨骨折患者进行比较。术后平均 4.6 年时，和髌骨下极切除直接髌骨肌腱修复的患者相比，钢板固定组患者疼痛明显较少，活动程度更高、膝关节的运动范围也更大；髌骨下极切除直接髌骨肌腱修复组出现了 11 例低位髌骨，并且功能结果不佳。

在另外一个包含 25 例髌骨下极骨折的研究中，从髌骨下极骨块中分布置入垂直钢丝取得了 100% 的骨折愈合。髌骨下极部分切除手术通常被用于下极粉碎性骨折而无法修复固定的患者。Egol 等人采用髌骨部分切除手术治疗了一组 13 例移位型髌骨下极骨折的患者，并与采用张力带固定的髌骨中部的骨折患者相比较。

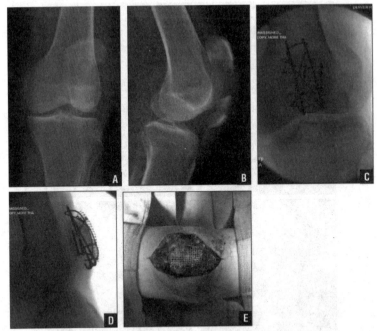

图3-3　粉碎性髌骨骨折的正位片

A、B. 侧位片　C. 正位片　D. 侧位片与采用钛网固定后的侧位片　E. 术中照片

在术后1年，张力带固定组有症状的内置入障碍要多一些，除此之外，两组患者并无显著差异。其认为缝合固定髌骨下极也是一个可以选择的治疗方法，可以取得和髌骨张力带固定相似的疗效。

6. 髌骨部分切除术

髌骨部分切除手术首先要切除粉碎的髌骨骨块，然后在髌骨上钻孔并穿入不可吸收的编织肌腱线，其方法类似于传统的髌骨韧带修复手术（图3-4）。通常需要修复重建髌骨骨折块。和全髌骨切除手术相比，髌骨部分切除手术被认为是可以保留髌骨的力臂，从而减少肌力的丢失、韧带的不稳定以及股四头肌的萎缩。

Bonnaig等人将26例进行髌骨部分切除手术的患者与26例进行切开复位内固定的患者进行比较，并未发现两组患者在功能结果方面存在不同。在他们的研究中，只有当医生认为无法完成解剖复位的时候才选择进行髌骨部分切除手术。

7. 微创和经皮螺钉固定技术

经皮固定治疗髌骨骨折可以维持骨折部位血供，减少软组织的破坏。在一项53例患者的随机对照研究中，Luna-Pizarro比较了经皮固定和切开复位内固定的疗效。经皮髌骨内固定的手术时间更短、疼痛更少、活动度更好、并发症更少，在术后2年的功能评分类似。

Mao等人采用钢缆针系统微创固定横行髌骨骨折。一共有32例患者，平均随访21个月。骨折平均在7.2周时愈合，骨折愈合时的膝关节活动度平均为91°。93.5%的患者在末次随访时膝关节获得了完全正常的屈伸活动度，31例患者中的30例患者取得了优异的疗效。

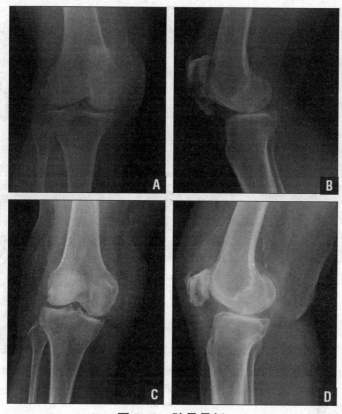

图 3-4 髌骨骨折

正位片（A）和侧位片（B），髌骨下级严重粉碎，通过髌骨部分切除手术治疗。
在术后的侧位片上（C）可以看到剩余的髌骨部分

8. 外固定

Wardak 等人采用加压外固定装置治疗 84 例新鲜横断移位型髌骨骨折，其中 31% 为开放性骨折。平均将外固定装置留置体位 6 周，一般骨折都已获得愈合，然后门诊去除。12% 的患者出现了钉道感染和/或线结刺激，但在去除外固定后获得康复，而无须进一步外科处理。11% 的患者存在关节面 2 mm 以上的关节面台阶，这部分的患者在术后 18 个月时均出现影像学上的关节炎表现。没有患者需要进行二次手术。作者总结认为，他们的外固定装置对于髌骨骨折而言是安全有效的，尤其适合那些软组织覆盖条件很差的患者以及用于救援或者医疗资源有效的地区。

9. 联合固定

一些严重粉碎的髌骨骨折可能通过张力带固定、外固定架、环扎固定都无法获得修复。截至目前，关于钢板螺钉固定联合或不联合环扎固定以及张力带固定的文献报道都很少。我们只发现了一些联合治疗的方法用于严重粉碎的骨折，尤其是对于功能要求高的患者采取髌骨部分切除手术可能功能很差（图 3-5）。

10. 全髌骨切除手术

一般很少采用全髌骨切除手术，仅仅用于骨质大量缺损的情况以及作为补救措施。

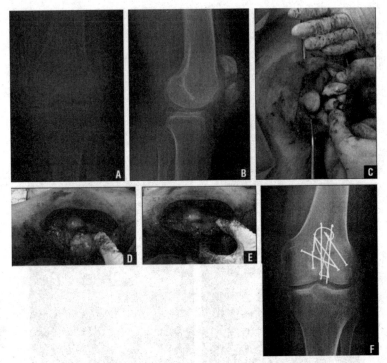

图 3-5 粉碎性髌骨骨折的正位片（A）和侧位片（B）：内侧髌骨旁切开显示骨折粉碎有多
个骨折块（C）；使用多枚 2.0mm 直径的螺钉和张力带修复重建关节面（D 和 E）；完成重建
术后的正位片（F）

全髌骨切除手术损坏了髌骨在伸膝机制中的作用，会导致膝关节伸膝肌力下降 49%。
Günal 等人介绍了一种股内侧肌入路的改良全髌骨切除手术的方法，与单纯的全髌骨切
除相比，可以减少疼痛和关节活动障碍，提高股四头肌肌力，外观和功能情况也更好，
但是作者依然认为如果有可能的话还是应尽量保留髌骨。

（四）开放性骨折

髌骨全长均位于皮下，开放性骨折占到所有髌骨骨折的 6%~13%。有一项研究发
现，和闭合性骨折相比，开放性髌骨骨折更多来自高能量的损伤，机动车事故占到开
放性髌骨骨折原因的 94%，而 62% 的闭合性髌骨骨折的原因为跌倒摔伤。此外，开放
性髌骨骨折的合并损伤发生率为 81%，而闭合性骨折则为 31%。

对于开放性髌骨骨折的治疗应遵循开放性骨折的原则：及时有效的抗感染治疗，
然后进行紧急清创和固定，尽早关闭伤口。开放性髌骨骨折的预后要明显差于闭合性
骨折，但也能取得 65%~77% 的优良率，对于开放性髌骨骨折而言，二次手术非常普
遍，其比例要超过 65%，延迟关闭伤口会增加深部感染的风险。

（五）并发症

患者因素对于髌骨骨折的手术疗效有直接影响，脑血管病史使深部感染风险提高 6
倍，使骨折不愈合风险提高接近 15 倍。而糖尿病患者因为种种原因而进行再次手术的
风险要超过普通人群 8 倍。

有症状的内置物激惹非常常见，尤其是张力带固定，几乎有超过 60% 的患者会出现有症状的内置物激惹，从而导致必须去除内置物。8%~22% 的患者会出现内固定失败，尤其是当使用克氏针固定的时候会出现局部松动以及向远端移位。有研究发现，随着患者年龄的增长以及使用克氏针和/或钢丝张力带固定内固定失败发生率会上升。

随访时间的延长、二次手术以及内固定去除手术的比例也会上升，这意味着随着术后时间的延长，髌骨内固定物可能就会变得更为明显和更容易出现症状。手术治疗的髌骨骨折发生骨不连和骨折延迟愈合的概率是 2%~12.5%，感染的发生是在 0~5%，开放性骨折的并发症发生率更高。

对于膝关节僵硬最好是通过坚强固定和早期活动锻炼来解决。与普通人群相比，移位型髌骨骨折患者术后影像学和临床上的骨性关节炎都要更普遍，最好是通过解剖复位、坚强固定和早期活动来降低骨性关节炎的发生。

（六）康复

虽然有许多临床康复流程被介绍，但是对于特定临床康复方法的疗效却很少有人进行研究。大多数的医生建议进行早期的小范围屈伸活动，在伸直位支具的保护下进行完全的负重练习。在进行积极的手术重建固定之后，在术后 2 周屈曲活动度应达到 30°。但是对于严重粉碎性骨折以及固定不那么牢靠的患者，应延迟进行活动。

（七）总结

髌骨骨折的类型非常多，包括从轻微的无移位型骨折到合并大量骨质缺损的开放性粉碎性骨折。其治疗方法应以取得解剖复位和牢固的固定为目的，同时应减少内固定物的软组织激惹。虽然目前还缺少不同固定方法的高质量比较研究，但是医生还是应根据骨折的类型选择不同的固定方法。

尽管手术治疗方法在不断进步，但是术后 12 个月以及更长时间里，患者都有可能存在功能障碍、疼痛、股四头肌肌力和耐力的下降。固定之后，患者应尽早进行膝关节的屈伸活动度练习，这有助于减少创伤性关节炎的发生，并且有利于促进其术后恢复。

来源：丁香园　作者：虎群盛

二、骨科教程：Pilon 骨折如何选择手术入路

　　Pilon 骨折往往是高能量损伤，旋转与轴向挤压叠加，伤后周边软组织条件差，如何选择最好的手术入路仍是巨大的挑战。各种不同的前侧、后侧入路均有大量报道。一些特殊情况的骨折，可选择小切口技术，但大多数情况仍需要一个显露充分、可延伸的切口。瑞士医生 Assal 等总结分析了不同手术入路，相关文献发表在近期的 J Orthop Trauma 上。

　　Pilon 骨折 AO/OTA 分型属于 43-B、43-C，43-A 不属于 Pilon 骨折（图 1）。将胫骨远端平台分为 3 柱：内侧柱、外侧柱、后柱（图 2）有利于更好理解 Pilon 骨折。处理 Pilon 骨折首先要保护软组织，避免再次伤害（图 3）。既往治疗原则：有限固定、延迟手术，可减少软组织并发症，标准诊疗是伤后立即上超踝外固定固定胫骨远端（图 4），而不是直接显露骨折端。随着时代发展，该标准诊疗受到的推荐越来越少；有人提出 Pilon 骨折 ORIF 治疗的第一步是固定腓骨。

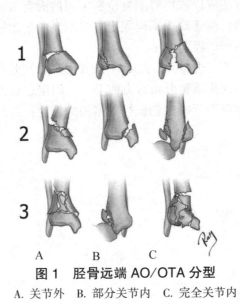

图 1　胫骨远端 AO/OTA 分型

A. 关节外　　B. 部分关节内　　C. 完全关节内

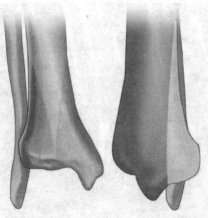

图2 胫骨远端平台3柱分界

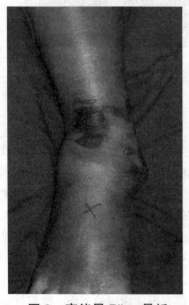

图3 高能量 Pilon 骨折
入院后软组织外观

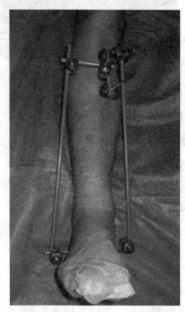

图4 标准超踝关节外固定
（外固定架针道应避开未来预期切口的位置）

手术治疗需解剖复位胫骨远端关节面同时保护软组织环境，固定需达到足够稳定实现早期活动。详细的术前准备、复杂损伤的术前 CT 平扫也十分必要（图5）。

入路的选择取决于骨折的位置与内固定选择。Pilon 骨折后的冠状位成角畸形提示骨折一侧为张力侧，另一侧为压力侧。目前骨折类型可以分为三种：①胫骨轴向损伤同时腓骨完整；②胫骨内翻成角，内侧压缩，外侧牵张；③胫骨外翻成角，外侧压缩。即使复杂的关节内骨折需要入路显露内外柱甚至整个平台，但主要内固定物要求放置于骨折压缩侧或凹面，以起到支撑作用。

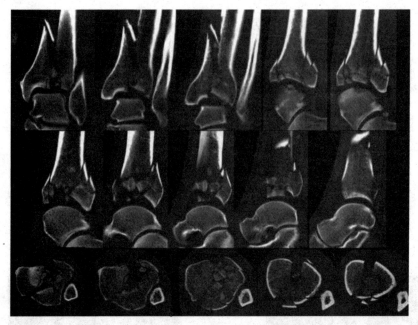

图 5 CT 平扫

(一) 手术入路及技巧

1. MIPO 入路

MIPO 入路适应关节外骨折 (43-A，非 Pilon 骨折) 或关节面简单骨折 (43-C1)，对骨折复位作用有限，一般不显露干骺端，避免破坏软组织与骨折血供；不能达到绝对稳定固定，骨折端可微动而导致骨痂形成，不适于要求解剖复位及绝对稳定的关节内骨折。有 2 种基本 MIPO 入路：内侧或前外侧，前外侧入路神经血管损伤风险更大。

（1）内侧入路：一般通过牵拉复位骨折，直接固定胫骨；一些合并腓骨移位骨折者，可先 ORIF 复位固定腓骨，再 MIPO 固定胫骨。一般腓骨切口选择骨折平面切开，1/3 管型钢板固定。胫骨内侧 MIPO 切口：跨过内踝尖自近端前侧向远端后侧做斜行长约 3 cm（如图 6A）切口，该斜行切口允许延伸显露前方干骺端和关节面，能直接复位任何简单关节内骨折。在钢板固定前，可由内向外拧入拉力螺钉实现关节面加压，骨折存在其他方向成角可选择第 2 个小切口显露。

通过插入剪刀在软组织下、骨膜上建立通道，钢板远端拧入导向器当"把手"插入钢板（图 6B），皮外触摸可以评估钢板行进方向，注意要避免将钢板插向后方。钢板远端位置：至少占据内踝的 1/2，但最远不超过内踝尖，C 臂透视确定位置后克氏针临时固定，近端小切口显露钢板近端，同时必须确保骨折复位，触摸或 C 臂机透视确定后克氏针临时固定近端钢板。钢板两端固定时必须控制骨折的短缩或分离移位。

C 臂机透视确定踝关节前关节面的复位情况：若复位满意，在植入非锁定螺钉时需要注意维持骨折的复位，因使用非锁定螺钉时可能导致钢板未贴合骨面处的骨折移位；若复位不满意，拧入一枚非锁定"复位"钉间接复位骨折（图 6C）。钢板远近端拧入锁定钉，骨折区域不打钉（图 6D）。若使用复位钉，最后取出复位钉，避免任何钉太接近骨折端，常规关闭切口。若内侧 MIPO 切口无法复位骨折时，可延伸切口行有限切开复位。

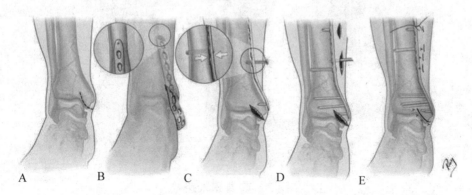

A　　　B　　　C　　　D　　　E

图 6　前内侧 MIPO 入路

（2）前外侧入路：使用单钢板固定时通常使用内侧 MIPO。研究发现，前外侧 MIPO 可能损伤腓浅、腓深神经及胫前动静脉；钢板若没有紧贴骨膜可能压迫神经血管束，拧入螺钉时可能损伤这些结构。因此，MIPO 一般选择内侧入路，若需要外侧时建议有限切开显露神经血管结构。

2. 前方入路

（1）前内侧入路：AO 组织推荐前内侧入路。该入路适应内侧柱骨折，可显露内踝、内中 1/3 处及前缘骨折，不易显露外侧柱，如需显露 Chaput 骨块及安放外侧板，往往过度牵拉软组织。

手术切口起自内踝尖，沿胫距关节内 1/3 弧形向上，沿着胫骨前缘向上延伸至15 mm；注意保护皮下隐神经分支与静脉，全层牵开皮瓣，显露伸肌支持带，胫前肌腱内侧垂直切开显露骨折端，勿打开腱鞘（图 7B）。前方打开踝关节，标准操作整复关节面，关节面骨折可选择拉力钉固定，若压缩时需植骨，术中透视确保关节面解剖复位，前方常需要使用抗滑钢板；术中尽量使用单独拉力螺钉牢靠固定关节面骨折块，最后内侧柱锁定板固定（图 7C），闭合切口。

（2）前外侧切口：适应于主要累及外侧柱的 Pilon 骨折，包括前side、前外侧 B 型骨折，外侧关节面 C 型骨折以及外翻暴露骨折需外侧支撑者，可显露外侧及前中 1/3。当腓骨骨折时可单一前外侧切口处置两处骨折，有学者建议 2 个切口处置，后外侧处置腓骨，前外侧处置 Pilon，但需小心注意两个切口间皮缘距离；作者推荐单一前外侧切口。

入路切口起自踝关节以远 4 cm，沿腓骨前缘向上延伸至可显露胫骨骨折近端（图8A），注意保护腓浅神经。一般不先固定腓骨，目的是改善显露及复位胫骨。钝性分离显露腓骨，用骨膜起子或手指分离小腿骨间膜与前方软组织，前方肌肉组织与神经血管束牵向内侧（图 8B）。

在关节面水平，腓骨侧探寻前胫腓联合韧带，内侧连于 Chaput 骨块；Chaput 骨块一般较大，向外掀起，可显露并复位后关节面及后侧柱，压缩关节面复位顺序从后往前，

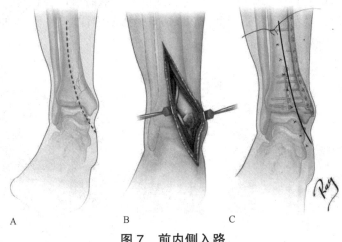

图 7　前内侧入路

从外往内，植骨支撑，克氏针临时固定，通过前方评价关节面复位情况，若复位满意，此时可固定腓骨（图 8D）；最靠近胫骨远端关节面处放 L 板，关闭切口（图 8E）。

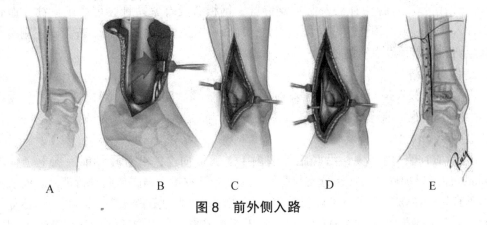

图 8　前外侧入路

3. 外侧入路

外侧入路除了皮肤切口（起自踝关节以远 3 cm）与前外侧入路略微不同，其他如适应证与禁忌证类似深层入路、手术技巧、操作均类似。

4. 扩大入路

扩大入路适应三柱 Pilon 骨折，其他常规入路无法完全显露关节面粉碎性骨折。单一切口可显露内、外侧柱，对于单柱骨折 43-B 或 43-A 没有必要采用此入路。

切口起自内踝尖下 1 cm，横过踝，110°拐角沿胫骨外侧缘约 1 cm 向上延伸（图 9A），注意拐角不可太小，纵向切口可根据需要延伸，外侧柱严重粉碎性骨折可在更外侧拐角。全层切开，深层切开伸肌支持带，避免打开胫前肌腱鞘（图 9B），全层皮瓣向内侧牵开，胫前肌向外侧牵开（图 9C），打开关节囊，显露距骨及骨折端（图 9D），整复关节面，一般顺序从后往前，从外往内，必要时植骨支撑，克氏针临时固定。

一般使用双钢板固定，重点是关节压缩面放置一块钢板，起支撑作用；胫骨固定满意后固定腓骨。

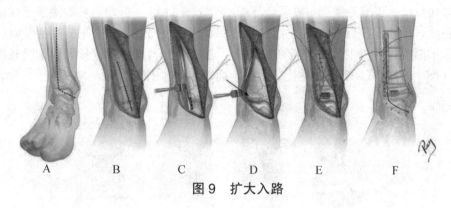

图 9　扩大入路

5. 后方入路

后方入路一般适用于三踝骨折中有大块的后内侧或后外侧骨块（Volkmann 骨块）；踝关节后方骨折一般累及后外侧，Hansen 称之为后 Pilon 骨折。但真正的 Pilon 骨折需要从后方 ORIF 吗？

一般来说，从前方 ORIF 就可完成后柱固定，在大多数情况下，标准的前方入路可直接或间接复位后 Pilon 骨折。当 Pilon 骨折后柱严重粉碎时，可选择后方入路，通过直接纠正后柱的长度、成角及旋转，为前方骨折复位提供参考。

（1）后内侧入路：后内侧入路不是 Pilon 骨折常用入路。当 Pilon 骨折前方完整而后柱骨折时或 Pilon 骨折有较大的后内侧骨块时，后内侧入路可行。患者取仰卧位，对侧臀部垫高而外旋下肢或俯卧位。

入路切口位于踝关节处跟腱与胫骨远端内侧缘之间（图 10A），近端平行胫骨内侧缘，远端平行胫后肌腱。显露深层结构（图 10B），胫后、趾长屈、拇长屈肌腱及胫后神经血管束（图 10C）；打开深层间隙入路依赖于骨折块位置，一般有三种间隙显露骨折块：胫后与胫骨内侧缘间、胫后与趾长屈间、趾长屈与拇长屈间，注意保护神经血管束，可牵向后外侧（图 10D）或前内侧，后内可上支撑板固定。后内侧显露视野有限，后方骨折累及外侧者显露不佳，同时此入路不可固定腓骨。

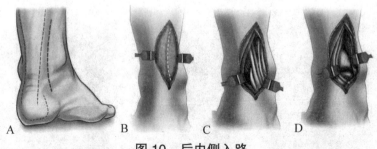

图 10　后内侧入路

（2）后外侧入路：后外侧入路应用相对较多。Pilon 骨折一般选择俯卧位，踝关节后方骨折时可选择同侧臀部垫高仰卧位。该入路只能通过复位后外侧骨块间接恢复后方关节面，一些主要骨折块在后方时也可直接复位干骺端，恢复长度与旋转；整复完整的后方平台也可为前方骨折复位提供参考。

入路切口位于跟腱外侧缘与腓骨后外缘中间（图11A），近端延伸取决于后柱需要复位的长度。小心保护腓肠神经，钝性分开深筋膜（图11B），腓骨长短肌牵向后外侧，显露平面在腓骨肌内侧、拇长屈肌外侧，通过向上剥离腓骨、骨间膜、胫骨后拇长屈肌（图11C），可显露腓骨后侧、后柱、远端平台（图11D）。

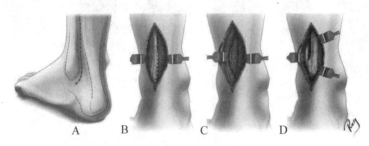

图11　后外侧入路

若需要固定后内侧，必须选择后内侧入路。该入路若显露后内侧时困难，需要过度牵拉软组织。入路最近端可将肌肉剥离骨间膜。后方固定可用抗滑钢板或拉力螺钉，腓骨肌牵向内侧也可固定腓骨。

6. 改良后内侧入路

该入路（图12）可显露整个后方，无须过度牵拉软组织，入路界面在跟腱与拇长屈肌间（图13）。

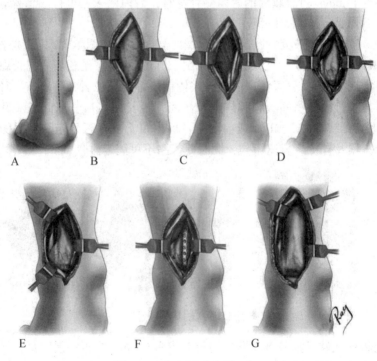

图12　改良后内侧入路

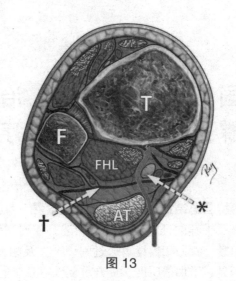

图 13

我们一般固定后方选择长的小 T 形锁定板或 2.7 mm 重建板，钢板长度保证近端有双层皮质螺钉可靠地固定在完好近端胫骨上，远端螺钉可选择短钉，为了不影响前方固定。

来源：丁香园　作者：黄立

三、美国儿童骨科学会：治疗儿童肱骨髁上骨折的推荐治疗指南

本文是美国骨科医师协会总结的关于治疗儿童肱骨髁上骨折的推荐指南，本指南不对具体原则、推荐原因及推荐的证据支持进行阐述。强烈建议本文的读者查阅指南的全文并阅读相关论证信息。我们相信读者通过阅读全文及相关论证报告将会了解到，本推荐指南是通过剔除偏见、增加透明度、提升重复性等系统的循证医学处理指定的。

本指南并不是完全独立的，应视患者的具体情况确定最终的治疗选择，依据患者的具体情况确定最终的治疗选择，依据患者、医生及其他卫生保健医生之间的相互沟通确定个体化的治疗方案和手术方式。

（1）我们建议对急症病人的受伤肢体（例如：Gartland I 型）或无移位的儿童肱骨髁上骨折或肘后脂肪征采取非手术固定。

推荐强度：中等。

（2）我们建议对移位的儿童肱骨髁上骨折（Gartland II 型和屈曲移位）采取穿针闭合复位内固定。

建议强度：中等。

（3）医生可以从外侧入路 2~3 枚钢针来稳定已经复位的移位性儿童肱骨髁上骨折。出于对潜在危险的考虑，医生应该避免内侧入路钢针。

建议强度：弱。

（4）对于移位的儿童肱骨髁上骨折，我们无法建议或反对骨折切开复位后内侧入路钢针固定。

建议强度：不确定。

（5）对于移位的儿童肱骨髁上骨折，如果没有血管神经的损伤，我们无法建议或反对设定骨折整复的时间限制。

推荐强度：不确定。

（6）医生可以对闭合复位后仍内翻或错位的儿童肱骨髁上骨折采取切开复位。

推荐强度：弱。

（7）在缺乏足够证据的情况下，研究小组的观点（专家共识）是：对于移位的儿童肱骨髁上骨折，存在手部供血/充盈不足时行急诊骨折闭合复位。

推荐强度：专家共识。

（8）在缺乏足够证据的情况下，研究小组的观点（专家共识）是：对于移位的儿童肱骨髁上骨折，如果腕部动脉搏动消失及整复穿针后充盈不足时行血管探查。

推荐强度：专家共识。

（9）对于移位的儿童肱骨髁上骨折，在行骨折整复后如果腕部动脉搏动消失但手部充盈良好，我们无法建议或反对行血管探查。

推荐强度：没有结论。

（10）对于移位的儿童肱骨髁上骨折，我们无法建议或反对拔除钢针和患肢活动的最佳时间。

推荐强度：不确定。

（11）对于儿童肱骨髁上骨折，我们无法建议或反对行有监督的日常物理治疗或职业治疗。

推荐指数：不确定。

（12）对于已经痊愈的儿童肱骨髁上骨折，我们无法建议或反对允许患肢自由活动的最佳时间。

推荐强度：不确定。

（13）对于和儿童肱骨髁上骨折相关的的神经损伤，我们无法反对或建议行电诊断研究或神经探查的最佳时机或适应证。

推荐强度：不确定

（14）对于青少年肱骨髁上骨折，我们无法建议或反对行切开复位内固定术。

建议强度：不确定。

来源：American Academy of Orthopaedic Surgeons

四、JAAOS：肱骨干骨折的治疗（综述）

肱骨干骨折几乎占到全身骨折的 3%。在美国，每年大概发生 66 000 例肱骨干骨折。大多数的肱骨干骨折为老年人群摔倒致伤。但是年轻患者的受伤原因多为直接暴力和高能量损伤。20 世纪 70 年代，功能性支具治疗非常流行，但对于某些特殊类型的肱骨干骨折还需手术治疗。

近期的 J Am Acad Orthop Surg 杂志上，来自美国的 Carroll 教授就肱骨干骨折的治疗进行了一项文献综述。

（一）解剖与手术入路

肱骨干远端增宽与肱骨髁相连接。肱骨干后方的桡神经沟为明显的解剖标志。尸体研究显示：桡神经在肱骨外上髁近端 14 cm 处从后向前绕过桡骨，和肱骨后表面的距离约 6.5 cm。在肱骨外上髁近端约 10 cm 处，桡神经向前进入肌间隙。由于桡神经与肱骨的解剖位置关系比较密切，肱骨干骨折时易于损伤。

一般根据桡骨干骨折的解剖位置来选择手术入路（表 1）。

（1）前外侧入路：是肩部胸三角肌入路的远方扩展入路，需劈开肱肌，手术过程中需要向外牵拉开保护桡神经，在手术切口远端切开时必须显露和保护桡神经。

（2）后方入路：可以很好地显露肱骨干远端骨折。通过劈开肱三头肌牵拉开桡神经。该入路可以暴露 76% 的肱骨。Gerwin 研究显示采用改良肱骨后方入路几乎可以暴露 94% 的肱骨干。在传统的肱三头肌切开入路时，需切开剥离肱三头肌。而改良的方法则可以将肱三头肌从外向内牵拉开（部分切开）。

（3）外侧入路：是利用肱三头肌外侧束和外侧肌间隙入路。该入路可以避免损伤肌肉，减少术后粘连、瘢痕形成以及肌肉的去神经失营养。在不移开桡神经的情况下，外侧入路只能显露 55% 的远端肱骨。但是牵拉开神经和肱三头肌外侧束之后，通过劈开肱三头肌就可以显露 76% 的肱骨干。在整个手术过程中都必须非常小心桡神经。

表 1　肱骨的手术入路

骨折位置	手术入路	注意点和缺陷
近端	胸三角肌入路	腋神经 三角肌附着 旋肱前动脉
中部（近端）	前外侧入路（胸三角肌入路的远端延伸，劈开肱肌）	桡神经（远端位于肱肌和肱桡肌之间） 劈开肱肌

续表

骨折位置	手术入路	注意点和缺陷
中部（远端）	后侧入路（肱三头肌切开）	桡神经 通过切开肱三头肌可能无法充分显露骨折近端
远端	后侧入路（肱三头肌切开或部分切开）	桡神经 尺神经（内侧显露时）
扩展	胸三角肌的前外侧扩展切口 后方肱三头肌游离	腋神经，桡神经 桡神经/尺神经

（二）初步检查

对患者的初步检查应按照《高级创伤生命支持指南》进行全面体检。通常情况下，肱骨干骨折预示合并其他损伤，特别是多发损伤病人的肝脏损伤。在进行治疗干预前，进行彻底的神经、血管检查。需要进行包括肩关节、肘关节在内的正侧位 X 线检查以排除合并损伤。很少需要进行 CT 检查。将骨折按照解剖部位（近端、中段、远端）和类型（蝶形、粉碎、螺旋、斜行）进行描述，按照 AO 骨折分类 A1、A2、A3 是简单的螺旋、斜行骨折。旋转楔形骨折、弯曲楔形骨折和带骨折碎片的楔形骨折为 B1、B2、B3 骨折。而 C1、C2、C3 骨折则是复杂的骨折，包括复杂螺旋形骨折、复杂节段性骨折和不规则骨折。

（三）非手术治疗

大多数的肱骨干骨折可以通过非手术治疗，以二期愈合再塑形方式获得愈合。肢体重力有助于恢复骨折的对位，同时需要夹板对骨折形成静力加压。Klenerman 发现，肱骨干骨折存在以下限度以内的畸形都是可以接受的，功能不会受什么影响，包括：矢状面小于 20°的成角、内外翻成角小于 30°、肢体短缩小于 2~3 cm。由于肌肉牵引力和夹板捆绑技巧的缺陷，10°以内的内翻畸形非常常见，但是外翻畸形和矢状面对位不良非常少见。文献报道的非手术治疗肱骨干骨折的愈合率存在不同，但是有人报道超过 90%的患者可以取得骨折愈合。

正确的捆绑夹板对于维持骨折的稳定非常重要。在内侧放置 U 形夹板时，其高度应尽可能地与腋窝平齐，在外侧则应超过三角肌到达肱骨外科颈。如果内侧夹板的位置不良，则容易出现骨折远端的内翻成角。通过合理的放置夹板和外翻衬垫可以减少继发畸形。联合夹板的患者耐受性较差，可以考虑使用悬吊或后侧夹板的方法治疗肱骨干近端和远端骨折。

Sarmiento 开创的功能性支具治疗成为肱骨干骨折非手术治疗的主要方法。功能性支具可以给骨折部位提供圆周支撑，在受伤后使用 5~7 d，然后给予一段时间的联合夹板固定（图 1）。采用功能性支具治疗的成功关键在于肘关节和腕关节可以获得即刻的运动练习。但是在骨折临床稳定之前，应避免肩关节的活动和成角畸形。

在一项功能性支具治疗 620 例肱骨干骨折的研究中，Sarmiento 发现 465 例闭合性骨折中只有不到 2%的患者（7 例）出现了骨折不愈合，155 例开放性骨折中只有 6%（9 例）的患者出现骨折不愈合。闭合性骨折和开放性骨折的平均愈合时间分别为 9 周和 14 周。末次随访时，70% 的患者在矢状面上存在 ≤5° 的成角畸形，接近 1% 的患者向前成角大于 25°。

内翻畸形比较常见，75%～80% 的患者存在小于 10° 的内外翻畸形。当时的观点：上述畸形都是可以接受的。骨折部位并不影响功能性支具的治疗效果。虽然大多数的患者通过非手术治疗可以取得良好疗效，但是许多学者认为非手术治疗后患者的功能会比未受伤人群要差，很大一部分患者会存在活动受限。

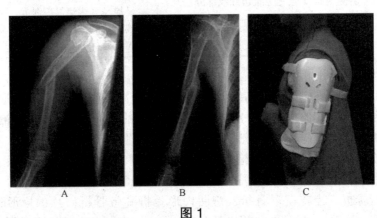

图 1

A. 前后位肱骨 X 线片显示肱骨中段骨折　B. 经过 Sarmiento 支具治疗后，随访 3 个月时的前后位 X 线片，显示骨折愈合对位良好　C. 患者佩戴 Sarmiento 支具的外观照片

(四) 手术治疗

在一些情况下肱骨干骨折需要手术治疗（表2）。通过夹板固定无法取得良好复位效果的患者也需要手术治疗（图2）。严重的内翻畸形可以造成肩关节外展功能的受限。有一些类型的骨折存在较高的非手术治疗失败率，高于 AO 分析的 A 型骨折和一些肱骨干近段骨折。Ring 回顾性分析 32 例功能性支具治疗失败的患者，发现绝大多数的骨折类型为斜行或螺旋形。

表 2　肱骨干骨折治疗的手术相对适应证

开放性骨折
合并关节内骨折
神经血管损伤
漂浮肘
病理性骨折
多发损伤
闭合性治疗失败（无法耐受夹板固定或夹板固定不能维持足够的复位效果）

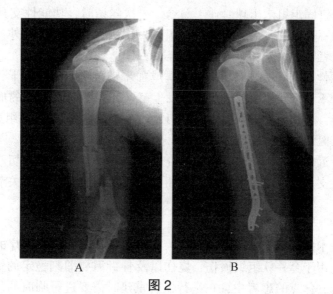

图 2

A. 前后位 X 线片显示肱骨远端 1/3 骨折。通过夹板无法恢复对位，上臂明显短缩 2.5 cm。该患者在受伤 2 周夹板固定失败进行手术内固定，术前告知其治疗选择　B. 术后前后位 X 线片显示获得解剖对位

　　开放性肱骨干骨折通常需要手术治疗，对软组织及骨骼进行清创内固定以避免软组织的进一步损伤。对于多发损伤以及合并通常肢体肱骨关节面的骨折也应进行手术固定以减少制动时间和便于患者的自身护理（图 3）。

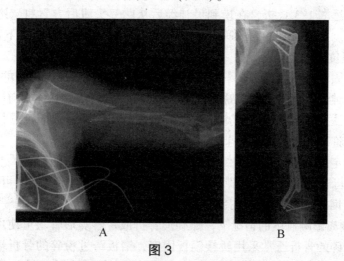

图 3

A. 前后位 X 线显示肱骨干多节段骨折合并肱骨近端和远端的骨折。采用胸三角肌入路向前外侧延长以处理肱骨近端骨折。切口远端向后方延长处理远端骨折　B. 钢板内固定后的前后位 X 线片

　　肱骨干骨折的非手术治疗与手术治疗的比较研究较少。Wallny 回顾性比较 44 例功能性支具固定患者与 45 例锁定髓内钉治疗患者。功能性支具固定组有 2 例患者骨折不

愈合，锁定髓内钉固定组未出现骨质不愈合。末次随访时，功能性支具固定组86%的患者肩关节活动不受影响，而锁定髓内钉组这一比例只有48%。此外，锁定髓内钉固定组还有2例患者因为感染和血肿而需要再次手术。

Denard回顾性研究了213例功能性支具或加压钢板治疗的肱骨干骨折患者。非手术治疗组的骨折不愈合发生率与成角畸形发生率（任意平面上>20°的成角）都要大于加压钢板固定组，分别为20.6%∶8.7%和12.7%∶1.3%。但是，两组患者在骨折愈合时间、感染率、医源性桡神经麻痹方面并无显著差异。

在一项肱骨远端1/3干骺端骨折的研究中，Jawa采用支具或者切开复位内固定进行治疗。功能性支具治疗组患者均获得骨折愈合。两组患者在肩肘关节活动度方面并无显著差异。

1. 外固定

随着外科技术的进步，采用外固定作为肱骨干骨折的确定性治疗的方法已变得非常少见。仅仅适用于合并软组织损伤、烧伤以及骨折需要即刻稳定的情况。例如，在多发长骨骨折合并休克的患者中，在进行血管重建时需要进行临时的外固定治疗。外固定的并发症包括置钉时损伤血管神经、钉道感染。

对置钉平面解剖结构的了解是安全置钉和放置外固定架的关键。当使用外固定治疗肱骨干中段骨折时，近端固定钉需要通过三角肌前外侧束，注意避免损伤近端的腋神经和肱二头肌长头腱，同时需要避免损伤内侧的神经血管束。需要避免在肱骨中段1/3进行置钉，在解剖上该位置缺乏明显的安全区。在肱骨远端1/3置钉时，应在肱三头肌后方置钉，与关节面平行，避免损伤桡神经、尺神经以及尺骨鹰嘴窝。

对于肱骨远端1/3骨折，在摸到尺神经后从肱三头肌后方置钉，进钉方向从内向外平行关节面。在进钉时，为了避免损伤神经可以选择局部切开直视下置钉。

2. 切开复位内固定

钢板螺钉固定可以达到直视下复位、解剖复位和骨折端加压的目的，有利于观察、显露和保护桡神经。此外，钢板螺钉固定不需要破坏肩肘解剖结构，有利于恢复功能。在手术时需要注意减少软组织剥离，对骨折端进行加压和坚强固定。骨折端不应存在间隙。术后允许即刻进行肩肘关节的运动。

钢板内固定的缺陷包括软组织剥离以及医源性桡神经损伤的风险。因此，必须按照AO原则进行解剖复位，同时保护软组织。在完成钢板固定之前，可以使用复位钳、克氏针、微型钢板之类的工具维持复位（图4）。

在避免剥离影响血供的情况下，螺旋形骨折或带着蝶形骨块可使用拉力螺钉进行固定。严重粉碎的骨折通常采用桥接钢板固定，钢板跨过粉碎的骨折端，注意不要破坏骨折的生物环境。原先，推荐使用8枚皮质螺钉，骨折远近端至少3~4枚螺钉进行固定。然而，最近的研究表明，钢板的有效工作长度要比螺钉固定的皮质数量更重要，增加螺钉之间的距离更有优势。

Lindvall和Sagi认为，骨折固定的理念在发展，其趋势在于放置内植入物时尽量少用材料。有人认为对于骨折近端或远端骨块较小、骨质疏松患者以及骨不连的患者使用锁定结构的钢板会更有效。也有人推荐使用双钢板治疗肱骨远端1/3骨折，因为它

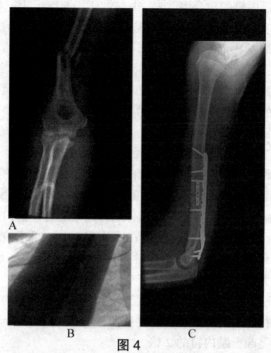

图 4

A. 多发创伤患者的肱骨远端 1/3 骨折术前前后位 X 线片　B. 术中透视显示使用微型钢板帮助复位骨折并提高确定性固定的稳定性，在完成确定性固定之后可以去除该钢板，尤其是当它影响骨折端的加压时　C. 术后侧位 X 线显示确定性钢板固定的效果，在该病例中，保留微型钢板

允许早期积极的运动而不会带来明显的并发症。

3. 微创经皮钢板内固定

最近，有学者主张采用微创经皮钢板固定技术（MIPO）治疗严重、粉碎肱骨干骨折。该技术可以最大限度地减少骨折生物环境的破坏，与传统钢板内固定相比对软组织的剥离和血供的影响最小。MIPO 技术通常采用前侧入路，有助于保护肱骨后方的桡神经。在最近的两项研究中，采用 MIPO 技术治疗肱骨干骨折可以取得 90%～100% 的骨折愈合率。

在一项关于 MIPO 技术和切开复位内固定的回顾性比较研究中，MIPO 技术治疗的 17 例患者均未出现医源性桡神经麻痹，而切开复位内固定组的 16 例患者有 5 例（31%）出现了医源性桡神经麻痹。除此之外，两组患者的肩肘关节功能并无显著差别。MIPO 技术似乎可以允许患者更早行肩肘关节的康复运动。

4. 交锁髓内钉

交锁髓内钉可以承担载荷，保护骨块的血供，减少骨折生物环境的破坏。由于无法对抗旋转和提供轴向稳定，弹性固定髓内钉如克氏针、Enders 钉的使用越来越少。顺行髓内钉固定时可以选择侧卧沙滩椅位或半侧位沙滩椅位，也可于肩胛骨下方置垫仰卧位进行手术。逆行髓内钉一般用于处理肱骨干中部或者远端 1/3 骨折。患者仰卧位或者侧卧位手术。

虽然肱骨干骨折髓内钉的愈合率（87.5%～97%）与钢板固定相似，但是髓内钉固定常常会出现肩部疼痛，很高比例的患者需要进行二次手术。传统的髓内钉手术需要切开肩袖，可能导致肩部疼痛或活动受限。Park 介绍了一种顺行髓内钉的替代入路，进钉点位于肩袖间隙，以避免损伤血供较少的区域以及对肩峰下组织的激惹，而这些却会造成肩关节功能降低和疼痛评分上升。逆行髓内钉需要在尺骨鹰嘴窝近端开路，可能造成入钉点附近的医源性骨折和术后的肘关节疼痛。

肱骨干骨折髓内钉治疗的感染率很低，研究还发现它可以降低医源性桡神经损伤的风险。通过选择合适病例，采用顺行或者逆行髓内钉治疗肱骨干骨折可以取得良好疗效（图5）。在一项顺行和逆行髓内钉治疗肱骨干中部骨折的回顾性对比研究中，Cheng 和 Lin 发现两组患者的骨折愈合时间和愈合率相似，分别为 11 周 : 12 周和 95% : 93%。Rommens 等人发现：无论是选择顺行还是逆行，髓内钉都可以取得良好的肩肘关节功能。但是 Changulani 等人发现在末次随访时，采用顺行髓内钉治疗时有 20%（4/23）的患者会因为内固定撞击而导致肩关节功能下降，但其肩关节功能评分与钢板固定组患者并无显著差异。

Cheng 和 Lin 研究发现，根据 Neer 肩关节评分，采用顺行髓内钉治疗的患者其肩关节功能恢复时间是逆行髓内钉的 2 倍。但是按照 Mayo 肘关节评分，采用逆行髓内钉的患者的恢复时间却又是顺行髓内钉的 2 倍。

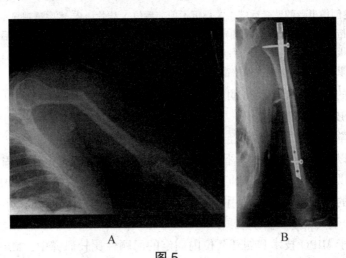

A   B

图5

A. 挤压伤导致的多发损伤患者，软组织覆盖不良合并臂丛神经和血管损伤，前后位 X 线片显示肱骨干骨折　B. 前后位 X 线片显示采用顺行髓内钉固定取得了初步稳定。考虑到软组织损伤情况，顺行髓内钉是最佳治疗方案

5. 髓内钉固定与切开复位内固定的比较

有研究比较了髓内钉和切开复位内固定治疗肱骨干骨折的治疗效果。Changulani 等人发现，髓内钉固定与加压钢板固定的神经损伤发生率相似。在 23 例进行髓内钉固定的患者中只有 1 例患者出现了腋神经损伤。在 24 例钢板内固定组患者中，有 1 例桡神经损伤。但是，钢板内固定组感染的发生率要比髓内钉固定高 4 倍。而感染发生率这

一数据，既往其他研究中并无报道。

Singisetti 和 Ambedkar 研究发现，钢板要比髓内钉更为可靠，疗效更为优良，肩肘关节活动度、疼痛和残疾方面的数据更好。他们报道了使用髓内钉治疗 20 例肱骨干骨折中，有 10 例患者出现骨折不愈合（50%），还有 15% 的患者存在肩关节功能受限。在 McCormack 和 Putti 分别进行的前瞻性随机对照研究中，钢板和髓内钉固定组患者在肩肘关节功能方面并无显著差异。

但是，髓内钉固定组患者的二次手术发生率和并发症发生率要高于钢板内固定组。在最近的一项 Meta 分析研究区中，Heineman 比较髓内钉和钢板固定治疗肱骨干骨折，结果发现切开复位内固定组患者的并发症要低于髓内针固定。

无论采用哪种手术方式，都应注意手术中细节，以避免并发症的出现。例如技术不佳的顺行髓内钉可能造成肩部疼痛，置入髓内钉时造成骨折分离会造成骨折不愈合。切开复位内固定时如果固定不牢靠、骨折端存在分离和间隙以及过度牵拉损伤桡神经也都会造成结果欠佳。

（五）特殊注意问题

1. 桡神经麻痹

在一项纳入超过 4 000 桡骨干骨折的系统回顾文献中，桡神经麻痹的平均发生率为 11%。肱骨干远端骨折时的发生率要高于肱骨干近端骨折，分别为 23.6% 和 1.8%。作者同时发现和粉碎性骨折、斜行骨折相比，横行骨折和螺旋形骨折的桡神经麻痹发生率更高。有意思的是，开放性骨折和闭合性骨折的桡神经麻痹发生率并无显著差异。70% 的患者的桡神经麻痹平均在受伤后 7 周内自发性愈合。

Bishop 和 Ring 研究发现，对于桡神经麻痹的患者早期观察要比早期手术干预更为合适，手术干预并不一定能够改善功能，除非是某些特殊情况，包括开放性骨折、合并同侧前臂骨折、漂浮肘。在这些特定损伤中，桡神经恢复的概率小于 40%，因此需要手术干预。

Sonneveld 等人比较早期观察与早期手术干预治疗合并桡神经损伤的肱骨干骨折的效果。在 14 例早期损伤干预的患者中，13 例患者仅仅为桡神经挫伤。观察组与手术治疗组患者的桡神经恢复率相似。

在一项纳入 1 045 例肱骨干骨折合并桡神经损伤的系统回顾研究中，Shao 证实无论是选择手术探查还是进行观察，患者最终的康复结果都比较接近。在观察治疗期间，腕关节与手指应以支具固定于伸直位以避免屈曲挛缩，同时，应对腕关节和手指进行积极的治疗以保证获得良好的活动度。

对于桡神经损伤的观察，观察多久比较合适，一直存在争论。许多学者认为按照神经再生速度每天 1 mm 计算，6 个月是最长的观察时间。如果 2~3 个月都见不到功能恢复的表现，则应进行肌电图检查。但也有人认为，应在受伤后 7 周时尽早进行肌电图检查。对于神经损伤的患者，损伤 6 周时的肌电图可以出现纤颤电位、正锐波和持续时间较短的单项动作电位。

如果存在神经自然恢复的迹象，则会在 12 周的检查结果发现更大的多相动作电位。虽然似乎并没有什么理由来对那些出现神经改善的患者进行重新评估，体格检查中的 Tinel 征的变化也可以帮助判断预后。

有临床方案倾向于更积极的处理神经麻痹（表3）。在一项纳入14例患者的开放性骨折合并桡神经损伤研究中，9例患者存在神经的撕裂或卡压。也有研究推荐对于高能量损伤患者进行神经探查手术。在一项24例高能量肱骨干骨折合并完全性桡神经麻痹患者的回顾性研究中，18例进行了手术探查，6例为桡神经横断。其中5例进行一期修复。在末次随访时，没1例患者出现神经恢复迹象。Shao 等人发现在延期探查时，6%~25%的桡神经被软组织包裹，20%~42%的桡神经存在撕裂。

延期探查的优势在于避免不必要的手术，为神经鞘在未被破坏的环境中修复提供时间。其缺点在于瘢痕形成以及神经活动度的下降。除了直接进行神经修复和移植重建之外，在初始损伤后的几年之后也可以进行肌腱转移以改善功能。

表3　桡神经麻痹桡神经探查手术的适应证（a 有争议）

开放性骨折
高速枪伤或穿刺伤
血管损伤
闭合复位后出现桡神经功能丧失 [a]
远端 1/3 骨折 [a]

肱骨干骨折不愈合比较少见。在处理骨折不愈合时，需要寻找潜在的原因。肥大型骨不连需要增加骨折端的稳定性，而萎缩性骨不连则需要进行生物刺激。骨移植的类型与方法一直存在争议。

Hierholzer 等人在使用加压钢板治疗萎缩性骨不连的时候，无论是采用自体髂骨移植还是采用脱钙骨基质都取得了相似的愈合率。然而，髂骨取骨区的并发症发生率为44%，主要包括感染和持续性疼痛。

治疗骨不连的其他方法还包括自体浓缩骨髓移植、使用腓骨移植桥接固定加强螺钉稳定性、动力加压钢板固定。在某些情况下也可以使用两块钢板正交放置来提高骨折固定的稳定性。

外固定（单边或者环形）是感染性骨不连或者伴有骨质缺损的一种治疗选择。与植骨钢板内固定相比，单边或者环形外固定的并发症发生率相似。在一项80例肱骨干骨折不愈合的回顾性研究中，Atalar 采用环形外固定治疗35例患者，采用单边肢体重建外固定治疗24例患者，采用钢板固定治疗21例患者。无论选择哪种手术方式，骨折愈合率均在95%以上。Tomic 等人采用 Ilizarov 外固定架治疗28例萎缩性骨不连的疗效与其相似。28例患者均获得骨折愈合。对于骨缺损造成的骨不连，可以考虑缩短骨骼来获得骨折愈合。

2. 骨质疏松骨折

骨质疏松肱骨干骨折的治疗非常具有挑战性。关于最佳治疗方案的争议热点在于使用哪种类型螺钉以及每个骨折端需要使用多少螺钉固定多少皮质。Hak 在骨质疏松肱骨干骨折模型上证实，每个骨折端使用2枚锁定螺钉就可以提供充足的稳定性。其原因可能是由钢板工作长度的原因。在他们的模型中，首先将螺钉靠近骨折端放置，有助于增加固定强度。然后钢板上固定的其他螺钉相互距离很远。

Gardner 等人在骨质疏松模型骨上进行研究，分别采用锁定结构以及在混合钢板上使用非锁定螺钉辅助复位，然后使用锁定螺钉维持复位。结果显示两种结构在循环加载方面结果相似。额外置入皮质类螺钉，然后在骨折远近端分别置入 2 枚锁定螺钉并不会削弱内固定结构的强度。作者总结认为对于不稳定的骨质疏松肱骨干骨折并不一定需要全锁定钢板系统。

（六）总结

功能性支具以及非手术治疗依然是大多数肱骨干骨折的标准治疗方法。但是对于多发创伤、非手术治疗失败等特殊情况还是需要进行手术治疗。肱骨干骨折的治疗有许多方法，在细致选择病例之后，切开复位内固定、微创经皮内固定、髓内钉都可以取得良好疗效。桡神经麻痹、骨不连、骨质疏松骨折是肱骨干骨折中比较复杂的问题，但是经过正确的治疗依然可以取得良好的效果。

来源：丁香园　作者：虎群盛

五、骨科教程：肱骨近端骨折的治疗

肱骨近端骨折在老年骨质疏松性人群中较为常见，较轻微的外伤即可引起骨折。年轻患者多为高能量损伤。对上述两类人群的处置方式不同，治疗决策取决于骨折类型、医生的临床实践、患者的一般情况及内科合并症。Aditya 教授等近期在 Current Orhtopaedic Practice 上总结了肱骨近端骨折处理的相关问题。

（一）发病率

肱骨近端骨折在老年骨质疏松人群中多见，有较高跌倒风险、饮食中低钙摄入、肱骨颈骨质量较差等均会增高肱骨近端骨折的风险。肱骨大结节骨折可以作为一个单独的分类，因其治疗方法有所不同。肱骨小结节骨折非常少见，年发生率约 0.46/10 万，可以单发，也可以是近端骨折的一部分（图 1）。

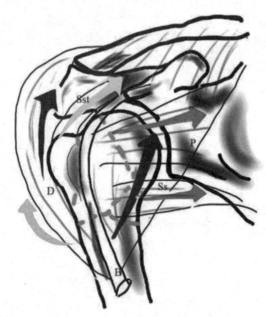

图 1　肱骨近端力量作用方向

虚线为骨折线。D. 三角肌　Sst. 冈上肌　Ss. 冈下肌　P. 胸大肌　B. 肱二头肌

（二）肱骨近端血供

肱骨头血供由肱动脉旋前支、旋后支，胸肩峰动脉，肩胛上、下动脉，肱深动脉组成的吻合支供应。其中供血量最大的为肱动脉旋后支，约占肱骨头血供的 64%，供

应肱骨头后方、上方、下方区域（图 2）。

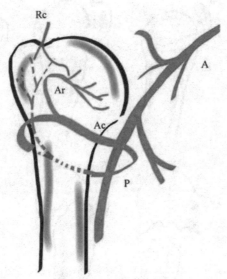

图 2　肱骨近端血供

P. 肱动脉旋后支　Ac. 肱动脉旋前支　Ar. 弓动脉　Rc. 供应冈上肌部分的血管

（三）骨折分型

Charles Neer 基于肱骨近端的四个解剖结构将肱骨近端骨折进行分型，称为 Neer 分型。该分型主要依靠影像学 X 片分型，组间和组内的一致性较差，当然也有一些方法可以减小分型间的误差。

AO-OTA 分型由 Muller 教授等建立，将骨折按照关节内和关节外进行分型。Hertel 教授等介绍了 LEGO 分型系统，该分型系统可以按照骨折特征对肱骨头坏死的概率进行预测（图 3，表 3），同一批作者完成的另一项独立研究发现，肱骨头塌陷可能是预测肱骨头缺血坏死最重要的指标。

表 3　肱骨头坏死的预测因素

预测因子	骨折类型	准确性
好的预测因子	干骺端骨折分离超过 8 mm	0.84
	内侧铰链完整，无断裂分离（<2 mm）	0.79
	骨折类型	解剖颈骨折为 0.7
较差的预测因子	肱骨头成角移位大于 45°	0.62
	大结节骨折移位（>10 mm）	0.61
	盂肱关节脱位	0.49
	肱骨头劈裂骨折	0.49

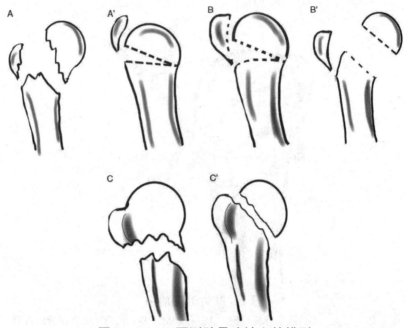

图 3　Hertel 预测肱骨头缺血的模型
A. 干骺端分离大于 8 mm 与小于 8 mm　B. 内侧铰链无破裂(<2>2 mm)
C. 外科颈骨折与解剖颈骨折

Edelson 教授等基于三维 CT 检查结果对肱骨头骨折进行分型，这样可以增高组间的观察一致性。Mora 教授等则基于 Codman 分型结果进行了改进，将骨折特征纳入分型的考量，以增加分型的可靠性。

尽管目前肱骨近端骨折分型系统较多，但组间和组内观察一致性问题仍有待进一步提高。一项对比肱骨近端骨折分型可靠性的研究发现，上述分型系统在组间和组内的可靠性均较差。

（四）评估

肱骨近端骨折的评估需包括详细的病史、体检结果，包括皮肤、血管神经、三角肌功能等情况。影像学 X 片对诊断帮助较大。Neer 推荐肩胛骨前后位片和腋位片来评估骨折。但需要注意的是，单纯的影像学 X 片有时会过分低估患者骨折的严重程度，需结合 CT 和三维重建来获取骨折进一步的情况。MRI 可帮助评估可疑肱骨大结节骨折。

（五）治疗

肱骨近端骨折的治疗目前没有统一的标准，主要取决于手术医生的临床经验。下面的治疗方案介绍是依据不同骨折类型，所以术前对骨折类型的判断非常重要。

1. 保守 VS 手术治疗

肱骨近端保守治疗方案包括肩关节支具制动。其适应证为成角小于 45°，骨折移位小于 1 cm。Young 教授等报道 36/64 例患者经保守治疗后功能恢复良好，其中骨折无移位的病例功能恢复最好。他们认为肩关节多轴的运动方向使得对肱骨近端骨折，即便保守治疗后骨折畸形愈合，也仍可能保留较好的关节功能，关节功能的保留程度和影像学上的骨折畸形愈合程度并不存在对应关系。

约20%的肱骨近端骨折需要手术治疗。包括复杂的骨折、漂浮肩、肱骨头劈裂骨折，血管损伤及病理性骨折。对以下5种情况手术治疗获益较大：①骨折合并大转子移位超过1cm；②肱骨头—干二或三部分骨折及干骺端粉碎骨折；③骨折内翻或外翻畸形超过30°；④骨折脱位；⑤骨折，关节面骨折块和结节相连移位等病例手术治疗可以获得收益。

在一项比较手术和非手术治疗肱骨近端骨折的随机对照研究中，作者发现手术治疗后患者的生活质量和肩关节功能均有所提高；但是相对应的并发症发生率也高达30%。在一项比较非手术治疗和锁定板治疗的队列研究中，Sander教授等发现在非手术治疗组ASES评分和肩关节活动范围更好，此外，在手术治疗组，所需要的手术次数往往大于人均一次。

Hauschild教授对比手术和保守治疗的研究发现，手术治疗在伤后3个月时疼痛控制更好，而在伤后6个月和12个月时，疼痛相似。手术治疗组内翻畸形更少。

2. 单独的肱骨大结节骨折

这类骨折通常容易漏诊。这类骨折要进行准确的诊断需包括四个位置的X片（前后，外旋，外侧胸廓出口位，外侧腋位片）。无移位或微小移位（<3 mm）的肱骨近端骨折可以通过保守治疗治愈。

Plarzer教授等报道135例肱骨大结节无移位或微小移位骨折保守治疗后97%的患者功能预后良好，其余3%患者出现肩关节不稳。有肩关节脱位的患者，若肱骨大结节骨折无移位，则保守治疗效果也较好。若肱骨大结节骨折移位普通人超过5 mm，或者运动员超过3 mm，则需要行手术治疗预防骨折不愈合、肩峰撞击和外旋丢失。

文献报道，约80%的肱骨大结节移位患者经手术治疗后可以获得较好的功能预后。关节镜辅助下大结节骨折固定术的效果也较好。

3. 肱骨小结节骨折

在早期的骨折评估中可能会遗漏掉小结节的骨折。手术治疗急性损伤的小结节效果较好；在慢性损伤的病例中，需先进行肩关节功能锻炼以获得较好的功能储备，而后才能进行手术治疗。

Ogawa教授等报道10例肱骨小结节骨折（6例急性，4例慢性），其中5例（3例急性，2例慢性）行开放复位内固定术治疗，4例功能预后较好；非手术治疗的5例患者，功能预后也较好。

Robinson教授等报道17例手术治疗的患者，术后6个月骨折愈合，仅1例患者出现肩关节僵硬，经关节镜松解后功能改善。术后1年平均Constant评分为95分，在术后2年时肩关节功能仍不错。

4. 外科颈和多部分骨折

移位肱骨外科颈骨折，三部分或四部分骨折在不同人群中治疗方案不同，主要取决于骨质量。微小移位的肱骨颈骨折可以通过保守治疗治愈。但是，骨折移位大于1 cm，成角大于45°的病例需通过手术固定治疗。在一项横断面研究中，有学者发现开放复位钢板固定是治疗中年肱骨近端骨折较为普遍的选择。在老年人群中，所有治疗方案（经皮内固定，钢板，半肩关节）选择比例相似。

基于骨折形态、骨质量、患者等相关因素可以选择多种手术方案，大体可分为两种，包括内固定和关节置换。选择内固定治疗时，需要充分评估骨折断端的骨密度和患者年龄。实现骨折的解剖复位，重建内侧皮质的完整性非常重要，因其会从很大程度上影响肩关节功能预后。肱骨矩粉碎的患者术后功能预后较差。肱骨近端骨折内固定术后的效果不取决于固定技术，初始移位程度或者成角程度。

（1）锁定钢板。非锁定钢板固定骨折端的作用主要是钢板和骨面间的摩擦力，而骨质量较差会导致高松动率和钢板失败率，这一特点限制了非锁定板在骨科临床中的应用。Lill 等人认为，低刚度的钢板较刚度高的钢板更适合骨质疏松骨折患者的固定。但是，开放骨折复位钢板内固定术在肱骨头劈裂骨折，压缩性骨折、累及头部超过40%的病例，某些骨折脱位的病例中的治疗效果可能并不让人满意。骨质疏松肱骨近端骨折，肱骨头呈蛋壳样改变，在软骨下骨置入螺钉可以最大限度地增加把持力。

对三部分或四部分骨折，获得良好功能最重要的方式是初始头干角复位。Agudero 等人研究发现，肱骨头螺钉切出最为常见的原因是肱骨头的内翻（头干角小于 120°）。Hirschmann 等人建议在肱骨近端骨折块至少有 5 枚以上螺钉才能达到骨折的牢靠固定。螺钉切出肱骨头进入关节腔内在老年人群中较为多见，螺钉切出可能和骨折类型相关，在肱骨解剖颈骨折，骨皮质边缘残留小于 15 mm 的病例中较为多见。

（2）髓内钉（Nailing）。髓内钉应用于肱骨近端骨折治疗的时间较晚。髓内钉设计的进步，如髓内钉近端拓宽，加入多向锁定螺钉等特征使得肱骨头的固定成为可能。髓内钉治疗的优点是最小的软组织剥离；但其缺点也非常明显，包括肩关节疼痛、肩袖相关问题，并且在固定四部分骨折时较为困难等。

肱骨近端髓内钉在治疗 AO A 型和 B 型骨折中较为有效，C 型骨折因累及关节面，很难通过单纯的髓内钉固定达到关节面的复位。很多学者建议，以下病例不适合髓内钉治疗：对肱骨头骨折块较小、粉碎的四部分骨折、肱骨头劈裂、严重的骨质疏松、骨折后 7~10 d 才就诊。Nanda 等人研究发现，肱骨近端髓内钉固定后其抗扭转的稳定性好于钢板固定。

（3）髓内针（Intramedullary Pinning）。髓内针治疗两部分骨折是一种相对微创的方法。通过肱骨髁间逆行置钉将远、近端骨折固定可以获得较好的效果。有学者研究发现，肱骨近端骨折使用髓内针和近端锁定板固定能取得类似的效果，但近端锁定板固定后骨折位置维持更好。

（4）经骨缝合技术（TOST）。Dimakopoulus 教授等报道了经骨缝合技术治疗肱骨近端四部分骨折，以及三部分骨折和两部分骨折或者单纯的肱骨大结节骨折。但该技术不能应用于肱骨外科颈骨折、肱骨头劈裂、四部分移位、骨折时间超过 6 周的病例中。作者报道，采用 TOST 治疗方法，术后 12 个月肩关节 Constant 评分 91 分。最常见的并发症是移位骨折，其次是缺血性坏死。

（5）经皮克式针固定。这一固定方法是创伤较小的方法（图 4）。缺点是透视时间较长，制动时间也较长。对骨质疏松严重、不能闭合复位、内侧肱骨矩或者干骺端粉碎、术后无法制动的患者，该方法不适用。文献报道经皮克式针固定，约70%的患者可以获得较好临床功能，用于两部分骨折比三部分骨折效果更好。最常见的错误是克式针穿入太内侧而不能很好地把持肱骨头骨折块。加用磷酸钙骨水泥可以增加装置稳定性（表6）。

固定大结节骨折块的克式针需斜向下置入肱骨头内侧边缘下方2 cm处以保护肱动脉旋后支，在置入克式针时，肢体外旋可以保护腋神经。斜向上的克式针置入进针点为肱骨外侧，2倍肱骨头最高点至肱骨头下方关节面连线距离，从外侧置入，可以避免损伤腋神经。肱骨前侧无绝对的安全区域。

表6　肱骨近端骨折固定陷阱

对骨折移位判断错误
对肱骨头血供判断错误：并非所有四部分骨折都会发生骨缺血性坏死
骨折部位的骨质疏松和粉碎程度评估错误
肱骨大结节复位不良
低估了肱骨干内旋的程度，在制动时内旋康复锻炼

5. 关节置换术

半肩关节置换术对老年人或者骨折发现较晚的患者是一个治疗的选择（表7），对年轻肱骨头缺血或者无法进行骨折重建的病例，也可以作为一个备选方案。Neer首先提出对肱骨近端骨折患者将关节置换作为一个选择，自此之后，关节置换成为了无法重建的肱骨头骨折治疗的一个标杆。肱骨头置换的短期效果较好，但长期效果存在争议。

表7　半肩置换和反肩置换的指征

半肩置换	反肩置换
医学情况稳定，能耐受手术	对功能要求较低
患者有积极康复锻炼的愿望	严重骨质疏松症
无法固定的三部分或四部分骨折	肩袖撕裂
肱骨头撕裂骨折，超过40%的关节面	无法复位的肱骨大结节骨折
患者活动度高	半肩关节置换失败
骨质疏松	
肱骨头坏死	
肩关节置换的禁忌证	
合并有严重的内科疾病	
运动度较少	
感染	
腋神经麻痹或者年轻患者，骨量储备较好	

过去 30 年，肱骨头置换术技术得到了极大的发展，从第一代的 monoblock 假体到第三代假体，可以调整偏心距和倾斜，并为肱骨结节固定提供附着点。但是需要强调的是，肱骨近端肩关节置换术的效果要差于内固定的患者，肩关节置换术的效果好坏和肱骨头的高度和偏距关系非常大。

此外，选用骨水泥型肱骨假体可以保证初始稳定性，大小结节需固定以确保愈合。除肱骨头假体高度和结节位置外，患者年龄、骨折愈合、术后康复等因素均会影响骨折的功能预后。肱骨近端骨折固定的总体效果要好于关节置换，所以应该成为骨折治疗的首选方案。

对有骨质疏松的患者，肱骨大结节移位和骨折不愈合等会限制肩关节置换术后的功能。反式肩关节置换在有严重骨质疏松或者肩袖周围肌肉附着点严重撕裂的患者中能取得较好的效果（表 7）。反式肩关节置换术允许患者早期进行肩关节功能锻炼，无需过多的保护。在一项研究中发现，反式肩关节置换术和半肩置换术在术后短期内并无明显的效果差别，但在术后 5 年时，反式肩关节效果的 Oxford 评分要好于半肩置换。

反式肩关节置换时会发生的肩关节活动范围受限，可以通过偏距外移、将反肩的肩胛盂部半球假体放置偏下、增加假体倾斜和颈干角超过 150°等方法来避免。背阔肌肌腱止点转移可以增加患肢的外旋范围。反肩置换术后的平均 Constant 评分在 55~65，但疼痛缓解率很好，是老年患者肱骨近端骨折后关节疼痛的一个较好的选择方案。

反肩置换也可用于内固定治疗失败（如骨折不愈合、大结节骨折块吸收、骨折畸形愈合、肩袖严重损伤、盂肱关节炎、肩关节不稳定、骨量储备较差等），或者初次半肩置换失败的病例中；对初次半肩置换失败，低 Constant 评分，活动度降低的病例，反肩置换似乎取得的效果更好。

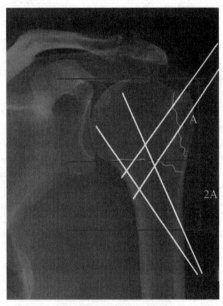

图 4　经皮克式针置钉的安全区域

反肩置换的并发症包括感染、松动、肱骨干骨折、腋神经损伤、脱位、异位骨化、肱骨侧假体松动。

（六）特殊情况

1. 骨折脱位

肱骨头骨折脱位常导致关节盂的损伤和肱骨头缺血性坏死。股骨头的压缩性骨折（Hill-Sachs 和反 Hill-Sach 损伤），肱骨外科颈骨折或者大结节撕脱性骨折也可以发生在近端骨折移位中。若骨折移位累及解剖颈，则患者较容易出现肱骨头的缺血性坏死。既往观点，半肩置换术是治疗首选方案；但是现在的观点是，应该首先尝试内固定。

Robinson 教授将骨折后脱位分为三个类型，前脱位分为两个类型，发现骨折后脱位的病例采取切开复位内固定可以获得较好的疗效，仅有少部分患者会出现肱骨头坏死和盂肱关节炎。前脱位的病例，I 型建议采用切开复位内固定；II 型，年龄大于 60 岁者，采用半肩置换。而年龄小于 60 岁的 II 型骨折治疗方案需个体化制订。

2. 肱骨头劈裂骨折

肱骨头劈裂骨折往往导致高风险的肱骨头坏死和关节融合，此种病例应首选关节置换。

3. 外翻嵌插骨折

外翻嵌插骨折在肱骨近端骨折中是一种较为特殊的类型。此种骨折预后相对较好。按其是否累及关节面，可以分为关节内和关节外两种。骨折治疗方案主要取决于骨折类型。

（七）总结

肱骨近端骨折治疗是临床中较为常见的疾病。新的手术技术和更好的设备可以为患者的治疗提供更佳的方案。部分这类骨折的患者保守治疗也可以获得较好的疗效。手术治疗的目的是缩短患者的制动时间，但手术治疗也会增加并发症的发生率。每种治疗骨折的方法都有其自身的优点和缺点。仔细地规划患者手术适应证，对损伤机制充分的认识和合理的术后康复锻炼等措施会改善这一骨折的预后。

来源：丁香园　作者：童勇骏

六、JAAOS 骨科教程：成人肱骨 近端骨折治疗

（一）要点

（1）大部分肱骨近端骨折发生于老年人群，通常可以通过保守治疗获得较好的临床功能预后。

（2）移位性三部分及四部分肱骨近端骨折的治疗目前仍存在较大争议，其治疗的选择取决于患者的相关情况（内科并发症、功能需求）、骨折类型（骨质疏松性骨折或者病理性骨折）、手术医生经验等。

（3）文献报道，切开复位，锁定钢板内固定具有较高的术后并发症，特别是对骨质疏松患者，并发症更严重。

（4）局部的骨密度降低、肱骨头缺血、残余的内翻移位、肱骨内侧柱的支撑缺乏、非解剖复位等均会造成内固定失败及较差的临床功能预后。

（5）半肩关节置换的功能预后和肱骨大结节是否在解剖位置愈合显著相关。反式肩关节置换可以为存在肩袖功能障碍或者一线治疗方案失败的老年患者提供较满意的肩关节功能。

肱骨近端骨折仍是临床治疗的难点，其骨折分类和治疗较为复杂。为减少治疗失败的发生率，合理地选择治疗措施非常重要。治疗措施包括非手术治疗、微创骨折内固定、切开复位钢板内固定、髓内钉固定、肩关节置换。

骨折内固定要求解剖复位和坚强固定，但在肱骨近端骨折特别是伴有骨质疏松的患者，上述要求很难达到。随着锁定钢板的普及，目前对肱骨近端骨折的手术治疗数量在显著增长。2005年肱骨骨折手术治疗的比例较2000年上升了25%。与此同时，手术翻修的比例也在显著增长。

本系统回顾对近期的肱骨治疗相关方面进行了系统性的阐述，详细分析了现有的肱骨近端骨折分类系统，并基于现有的循证医学证据，对肱骨治疗提出合理的建议。需要申明的一点是，肱骨骨折的治疗受多种因素影响，其最终的治疗方案取决于医生、患者、骨折类型等各种因素。

（二）流行病学

1999~2005年，美国医疗保险人群肱骨近端骨折年发生率在250/10万人，其中女性占80%。约87%的患者骨折发生于低能量损伤，可能和患者骨质疏松相关。肱骨近端骨折是目前第三常见的骨质疏松性骨折。

(三) 骨折分类

1934 年，Codman 等人依据肱骨近端骨折的部位介绍了一套分类系统，他将肱骨近端分类为四个区域：肱骨骨干、肱骨头、肱骨大结节、肱骨小结节，与之对应的有 12 个骨折分类类型。但是，Codman 分类系统并没有将肱骨解剖颈和外科颈的骨折区分开来，并且对肱骨近端骨折块移位也没有进行很好的描述。

Neer 依据肱骨骨折四个区域的完整性和骨折块移位的程度将肱骨近端骨折分为六组：I. 极小移位型；II. 解剖颈骨折移位型；III. 外科颈骨折移位型；IV. 肱骨大结节骨折移位；V. 肱骨小结节骨折移位；VI. 骨折脱位。骨折移位的诊断标准为：骨折断端成角大于 45°，或者骨折块分离超过 1 cm。据此，按受累及的骨折块数目将骨折分为 1，2，3，4 四部分骨折。但 Neer 同时指出分型对骨折块分离的定义较为主观，不能作为治疗决策的直接参考。

AO/OTA 组织按肱骨近端骨折是否累及关节腔内将其分为三型：A 型，关节外，单部位；B 型，关节外，双部位；C 型，关节内，共计 27 个亚型。Resch 等人将骨折按成角方向不同分为内翻和外翻骨折。内翻性骨折通常可表现为嵌插或牵张，而外翻则通常为后外侧或外侧的嵌插（图 1）。

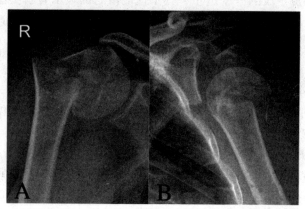

图 1

A. 两部分骨折内翻移位　B. 三部分骨折外翻移位，通常肱骨大结节骨折块居于肱骨头骨折块上方

Hertel 等人对 Codman 分型进行了改进，并通过对骨折形态学的描述确定肱骨头缺血的危险因素。他们发现，肱骨头骨折块后内侧干骺端缩短超过 8 mm，内侧骨皮质旋转轴破裂，移位超过 2 mm (disruption of medial hinge with displacement of >2 mm) 是肱骨头缺血坏死的预测因素。Majed 等人发现，使用三维重建 CT 评估肱骨头分型在不同观察者间仅存在低到中度的可靠性，其中 Codman-Hertel 分型的组间一致性最好，其次是 Neer、Resch、AO/OTA 分型。

(四) 临床及影像学评估

在对肱骨近端骨折的患者进行临床评估是需要仔细检查患者软组织和血管神经损伤情况。血管损伤通常发生在严重骨折移位或骨折脱位的患者中。腋动脉或肱动脉损伤时肢体缺血的表现可能因为周围侧支循环的代偿而被忽略。多普勒超声检查是较为有效的血管损伤检查手段。但是，血管损伤最终的确诊仍需通过血管造影。CT 血管造影可以指导血管损伤的治疗，如动脉内膜剥脱、血管重建、端端吻合、血管移植、假性动脉瘤栓塞等。

Stableforth 等人发现四部分肱骨近端骨折的患者，其臂丛神经损伤的概率为 6.2%。Visser 等人发现，对肱骨近端骨折伴骨折块移位或无移位的患者，EMG 失神经比例在 67%左右，最常累及的神经是腋神经，其次是肩胛上神经，其中肱骨存在骨折移位的患者神经损伤的比例为 82%，而无骨折移位者比例仅为 59%。MRI 检查发现，肱骨近端骨折患者至少 40%存在一处以上的肩袖撕裂或撕脱。

肩部肩袖肌腱损伤的严重程度和 Neer 分型、AO/OTA 分型增高，肱骨大结节骨折块移位超过 5 mm 显著相关。因此，对这类患者，在骨折内固定时需检查肩袖的完整性，并对损伤肩袖进行重建修复。

超声或者 MRI 可以对保守治疗患者的肩袖肌腱是否损伤进行探查。肱骨近端骨折时的标准影像学检查应包括至少两个方向的成像角度，如前后位、侧位、胸廓出口位、腋位 X 片等。若标准的 X 片检查不能明确显示骨折线，则可以加测 CT。三维 CT 检测是肱骨近端骨折检测手段的一个进步，其不仅能清楚的显示骨折类型，还可以为制订手术计划提供极佳的参考，但需要注意的一点是，三维 CT 并不显著改善不同观察者间诊断的可靠性。

（五）治疗

对 Neer 骨折分型中的移位标准目前并不统一，通常认为肱骨头—干移位超过肱骨干直径的 50%，内翻或外翻变异超过 20°的患者应当手术治疗。一项生物力学研究发现，当内翻成角的度数超过 45°时可显著降低冈上肌外展时的效率。内翻达到 20°时，肩关节外展时所需要的肌肉力量大幅度增加。

当前，对肱骨大结节骨折手术治疗的指征更为严格。有文献报道认为，肱骨大结节骨折移位超过 5 mm 时进行手术解剖复位并内固定治疗可获得更好的临床功能预后。

一项近期完成关于治疗和康复锻炼的包括 23 个 RCT，1 238 例患者的系统分析发现，对肱骨近端骨折患者尚无统一的治疗措施。

1. 非手术治疗

多个前瞻性、随机、对照研究对肱骨近端骨折保守治疗的指征进行了评估和定义。Olerud 等人将 60 例肱骨近端三部分骨折移位的患者随机分配进入手术组或保守治疗组，并随访患者术后 2 年时的功能康复情况，发现手术内固定治疗组患者术后 2 年时的关节功能和生活质量更好，但内固定翻修的概率也非常高，可达到 30%以上。

Fjalestad 等人在一个对 60 岁以上人群的研究中发现，锁定钢板和保守治疗肱骨近端三部分或四部分骨折的临床效果相似。需要特别说明的是，该研究包含了非常严重的肱骨近端移位（成角>45°，肱骨大结节骨折移位超过 1 cm），但肱骨头和干移位距离并没有超过肱骨干直径的 50%。

（1）评价：一项包含 160 例患者的肱骨近端骨折非手术治疗的研究发现，保守治疗后患侧的肩关节功能 Constant 评分、DASH 评分等均显著低于健侧肩关节。Foruria 等人对肱骨骨折近端的骨折形态是否会影响肩关节功能进行了研究。发现后内侧嵌插性骨折其功能预后（ASES 评分，DASH 评分，关节运动度）变差，研究者认为可能和后侧嵌插后关节面向前下方移位，导致关节面和肩峰下关节面的距离增大有关。

　　在外翻嵌插性骨折中，肱骨大结节骨折块向内侧或上方移位（>10 mm），肱骨大结节骨折块和关节腔重叠等均会影响肩关节功能预后。总体来说，外翻嵌插性骨折的肩关节功能较差。有学者在一项针对 104 例微小移位肱骨近端骨折患者保守治疗的研究中发现，肩关节保守治疗时制动时间的延长（超过 2 周）可以显著降低肩关节长期的功能预后。制动一周而不是三周可以显著缓解患者的短期疼痛，因此，保守治疗时肩关节的理疗应在骨折后 2 周内开始，图 2 示临床非手术治疗肱骨近端骨折的一例患者。

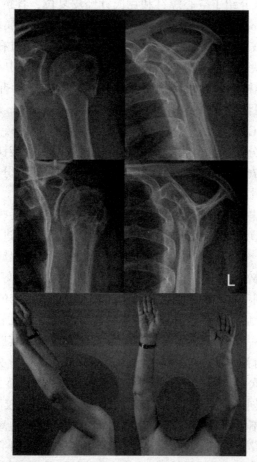

图 2　64 岁女性肱骨近端骨折非手术治疗 X 片

上两幅图，肱骨近端三部分骨折，微小移位；中两幅图，影像学 X 片显示保守治疗 3
个月后骨折愈合，无明显再次移位；下两幅图，保守治疗后肩关节功能预后良好

　　（2）非手术治疗的并发症：通常，对肱骨近端骨折进行闭合复位而不进行固定不能改善骨折断端轴线或功能预后。相反，闭合复位时损伤软组织和血管、神经的潜在

风险。一项针对 160 例肱骨近端骨折保守治疗患者的研究发现，延迟愈合或骨折不愈合可发生于 7% 的患者中。一项包含 93 例保守治疗患者的研究发现，1 年后肱骨头无菌性坏死的概率为 6.5%；另一项包含 37 例肱骨头移位患者的研究发现该比例为 21.6%。一项 20 例患者的研究发现，平均 13 周时，EMG 检查发现患者存在腋神经损伤的概率为 30%，其中超过一半的患者在 1 年时自行缓解。

2. 手术治疗

一项系统评价分析了 6 例 RCT，270 例患者手术或非手术治疗肱骨近端骨折的治疗效果，发现肩关节功能评分和生活质量评分统计结果合并后并没有相对肯定的结论。但是，手术组患者二次手术翻修的比例很高，约 1/9。

（1）微创内固定。微创内固定是目前治疗可复性肱骨近端移位骨折最为合适的方法。Bogner 和 Resch 等人介绍了空心螺钉和克氏针经皮复位，骨折固定的方法。Resch 肱骨金属块（humerus block，图 3A），由一个固定于肱骨干的金属块和空心螺钉组成。两枚克氏针通过金属块成 45° 角固定肱骨头，每枚克氏针可以通过在金属块上的锁定螺钉进行固定。肱骨金属块固定肱骨骨折端是一个动力固定，可以中和骨折断端的应力。

1）评价。内固定器械的弹性可降低骨质疏松性骨折二次骨折移位的发生率。在 AO/OTA 分型 B1、B2 型骨折中，使用肱骨金属块固定后 Constant 评分可恢复到 91%，而在 AO/OTA 分型 C1、C2 型骨折中，Constant 评分可恢复到 87%。Gorschewsky 等人对 97 例肱骨二部分、三部分及四部分骨折的患者行一根或两根螺旋钛缆固定，术后 1 年肩关节 Constant 评分到 76 分，其中三部分骨折（73 分）和四部分骨折（53 分）患者的评分较低，而二部分骨折患者较高（95 分）。

微创锁定钢板治疗肱骨近端骨折的预实验效果令人满意。近些年，微创骨折内固定技术由早先的经皮关节镜下辅助固定肱骨大结节和小结节骨折进展为无关节镜辅助。对肱骨大结节骨折固定，铆钉缝线固定在生物力学上的优势较螺钉更明显。关节镜下双股线铆钉技术固定粉碎和移位的肱骨大结节骨折可以获得较好的临床效果（平均 ASES 评分 88.1 分）。图 3A、3B 分别示肱骨金属块及微创内固定的病例。

2）微创内固定并发症。肱骨金属块和单纯克氏针相比，其肱骨近端骨折块移位的风险较低（9.8%）。在一项 50 例患者的四部分骨折研究发现，其肱骨头坏死的发生率仅 8.0%。螺旋钛缆的相关并发症包括骨折移位，部分或全部肱骨头坏死，反射交感型营养不良，骨折开裂再次翻修等，在一项调查中发现其总体并发症发生率在 12% 左右。

有学者反对上述微创内固定方法在临床中的应用，是因其较高概率的继发移位、骨折不愈合、骨折固定不够牢靠影响早期功能锻炼等并发症发生率。与此类似，其他非锁定的髓内钉器械也存在着较高的骨折继发移位概率。一项研究发现，微创锁定钢板固定后和钢板相关的并发症发病率高达 17%，其总的肱骨头坏死概率达 5.5%，但骨折不愈合发生率很低。

（2）锁定髓内钉内固定。锁定髓内钉治疗肱骨近端骨折的适应证是肱骨干骺端粉碎性的三部分或四部分骨折或者骨折延伸至肱骨干，但骨折块无移位或者存在极小的移位。Zhu 等人比较了髓内锁定钉和锁定钢板治疗两部分肱骨近端骨折，随访 3 年时，ASES 评分、Constant 评分、疼痛、肩关节运动度在组间比较无显著差异。手术时间和

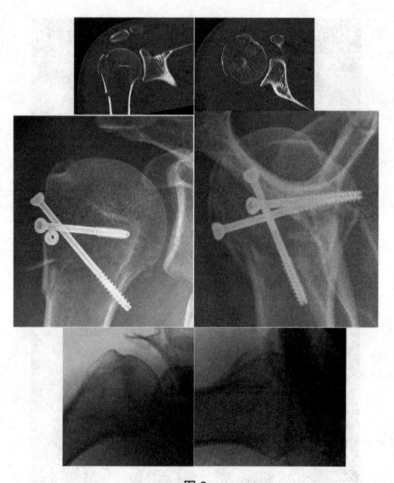

图 3

肱骨金属块（humerus block）固定类型，35 岁男性运动员，行经皮钢板及肩关节镜联合治疗肱骨近端骨折 X 片　上图：冠状位及轴位 CT 提示肱骨近端粉碎性骨折，肱骨大结节轻度移位，累及部分干骺端；中图，关节镜辅助骨折复位，空心螺钉固定肱骨大结节和非移位性肱骨外科颈骨折，骨折固定后行功能锻炼；下图，内固定取出后，肱骨大结节骨折解剖复位后愈合

术中失血量，锁定钢板组显著增高。

1）评价：一项多中心配对研究对 152 例二部分、三部分、四部分移位骨折行逆行髓内钉和活动稳定性肱骨近端骨折锁定髓内钉或锁定钢板的患者进行比较，发现术后一年，两组患者的 Constant 评分在类似年龄组和性别中基本相似。图 4 示髓内锁定钉治疗肱骨近端骨折病例。

2）髓内锁定钉并发症：一项前瞻性随机研究对 51 例患者进行研究后发现，对移位性两部分肱骨近端骨折，髓内锁定钉的并发症发生率（1/25）显著低于锁定钢板的并发症发病率（8/26）。但另外一项包含 152 例患者的前瞻性多中心对照研究却发现，角度稳定锁定髓内钉（76 例）和锁定钢板（76 例）治疗肱骨近端骨折的并发症发生率相当（22% 和 28%）。医源性肩袖损伤在髓内钉治疗组有 2 例需要后期肩关节镜治疗。

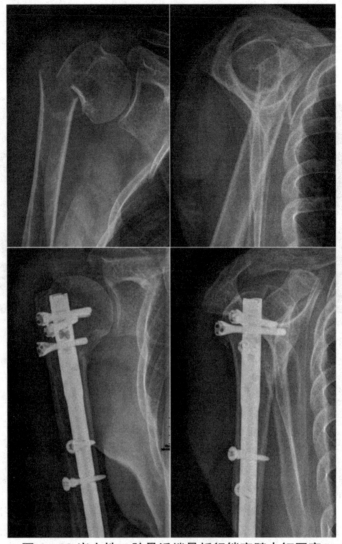

图4 62岁女性，肱骨近端骨折行锁定髓内钉固定

上图：肱骨近端两部分骨质疏松性骨折，累及外科颈；下图：髓内钉固定治疗术后4个月，角度稳定的锁定钉从近端及远端置入

角度稳定锁定髓内钉治疗骨质疏松性骨折因其有较好的生物力学稳定性而具有潜在的优势。

（3）切开复位锁定钢板内固定术。切开复位锁定钢板内固定治疗适应证包括肱骨近端的二、三、四部分骨折合并有大结节或者肱骨头骨折块移位。开放内固定较微创入路可以提供更好的骨折复位和更多样的固定选择。

1）评分：

A. 胸三角肌入路是目前最为常用的手术入路。广泛三角肌中间入路需劈开三角肌，该入路可以改善肱骨头后侧的暴露，但存在损伤腋神经终末支的可能。一项回顾性研究发现，两种手术入路治疗肱骨近端骨折的临床、影像学、电生理预后无显著差异。

B. 四叶草型、支撑型及半管型钢板目前已经被预先塑形的锁定钢板所替代。一项前瞻性多中心随机对照研究发现单轴锁定钢板治疗肱骨近端骨折的 Constant 评分为 70.6 分。另一项多中心研究得出了相同的研究结论。一项系统回顾分析（514 例）发现术后平均 Constant 评分为 73.6 分。其中二部分骨折的 Constant 评分（77.4 分）要显著高于四部分骨折（67.7 分）。

C. 近期，Hardeman 等人的研究对肱骨近端骨折功能预后和手术失败的相关预测因素进行了分析，他们发现，年轻患者肱骨近端骨折、解剖复位的肱骨头骨折预后较好；骨折移位的程度增加、C 型（AO/OTA）骨折、内翻骨折、肱骨头血供受骨折破坏等与较差的功能预后相关。Gardner 等人的研究特别强调了肱骨内侧柱完整的重要性，并推荐在较上方置入斜行锁定肱骨矩螺钉（placing superiorly directed oblique locking calcar screws）。

D. 骨水泥注射并不能改善复位的维持。Krappinger 等人认为术前对局部骨密度测量与肱骨的功能预后相关。局部骨密度、内侧柱的恢复、非解剖复位、年龄等因素是内固定失败的预测因素（p<0.01）。

E. 骨质疏松性骨折合并有肱骨内侧柱的非解剖复位通常容易导致内固定失败。Gardner 等人对肱骨内侧柱不完整的患者使用腓骨自体骨移植进行内侧柱的复位，并使用锁定板固定，随访 49 周时的临床和影像学预后满意，其平均 Constant 评分为 87 分。复位丢失（内翻塌陷）只出现于一例患者中，其他所有骨折均愈合。多轴锁定钢板较单轴锁定板并没有明显的优势。图 5 示锁定板治疗肱骨近端骨折病例。

2）锁定钢板的并发症：一项多中心研究对锁定板治疗术后 12 月内的并发症进行了分析，发现并发症发生率为 34%（52/155）。52 例并发症中有 25 例与手术技术相关。有 21 例患者出现术中肱骨头螺钉穿出，有 1/9 的患者最终接受了翻修术治疗。Zhu 等人报道关节内螺钉穿出（5/26）是导致术后 3 个月内翻修手术最为常见的原因。

一项系统分析（514 例）发现，总体并发症发生率为 48.8%，其中翻修率为 13.8%。另外，内翻发生率为 16.3%，肱骨头坏死为 10.8%，关节内螺钉穿出为 7.5%，肩峰下撞击为 4.8%，感染为 3.5%，骨折不愈合为 3.4%，其他各种并发症为 2.5%。在一项比较研究中发现，磷酸钙骨水泥填充可以显著降低肱骨干骺端粉碎性骨折移位和关节内螺钉穿出的几率。但是目前临床对于骨水泥的应用后对骨折预后影响和长期并发症等并没有研究报道。

（4）骨质疏松性骨折内固定治疗：骨质疏松性骨折较容易导致内固定失败。使用更加坚强的内固定治疗骨质疏松性骨折可以加速上述问题的发生。过于坚强的固定会导致骨折断端间的应力过大，影响骨折断端间的力学传导；相反，低刚度和低弹性模量固定可以减小骨折断端间的最大应力，允许骨折断端接触。目前有较多的弹性固定（如肱骨金属块改进型、管型金属固定钢板联合钢丝环扎、单独环扎固定、张力带固定等）方法用于治疗骨质疏松性骨折。

Hertel 等人强调了解剖复位的重要性，并认为良好的干骺端支撑是获得骨折断端载荷分享的一个关键因素。文献报道锁定板内固定联合自体髂骨骨移植治疗肱骨近端四

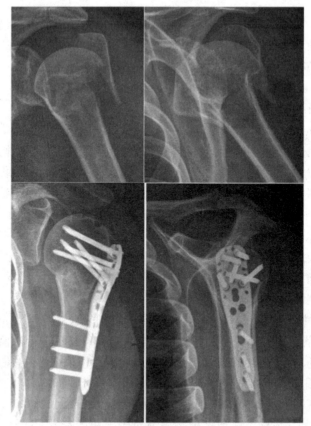

图5　52岁男性，锁定钢板固定术

上图：外翻嵌插性三部分骨折，大结节骨折移位　　下图：锁定板固定术后10月骨折愈合

部分骨折可以获得良好的临床和影像学功能预后。目前为止，并没有临床上应用骨生长类刺激因子治疗肱骨近端骨折的研究报道。尸体学研究报道认为 PMMA 骨水泥辅助螺钉固定可显著增强内固定螺钉把持力。

（5）半肩置换。半肩置换可以解决肱骨近端复杂骨折无法进行内固定的问题。其治疗适应证包括：肱骨头骨折块的直径过小、内侧骨膜撕裂严重、贝壳样肱骨头骨折块、不可重建的肱骨头劈裂或者肱骨头压缩骨折。

在急性骨折中，往往优先选择半肩置换而不是全肩关节置换，因此时对肩胛骨关节盂部位的软骨状况尚没有准确的评估。还有一个原因是为了避免首次半肩置换过程对肩胛骨关节盂的破坏，为二次翻修手术提供良好的假体固定点。

可调节的假体可以通过改变肱骨高度、偏移及后倾方向等恢复肱骨头—大结节—肱骨干的解剖学关系。置入肩关节假体时可以将胸大肌的止点上缘作为恢复肱骨高度和后倾的一个标志点，其切线水平距离肱骨头的距离为 5.6 cm。若肱骨干的骨密度较低，则需要使用钢骨水泥增强肱骨干的强度。非骨水泥型肱骨干可以作为年轻患者的治疗首选。

1）评分。肩关节置换后患者主观的身体感受通常要超过临床客观测量方法所得出的值。在一项对 167 例肩关节置换患者多中心回顾性研究中发现，随访至少一年时，约 80% 的患者肩关节无明显症状，或仅有轻微症状，与此相反的是，在肩关节外展功能评分中，仅有 35% 的患者外展可以超过水平位置。

肱骨大结节骨折愈合后可以显著改善患者满意度和较高的肩关节 Constant 评分。Bastian 等人报道 49 例患者半肩关节置换术后 5 年随访时平均 Constant 评分为 70 分，肩关节客观评分 90 分。在一项针对 57 例患者长期随访平均 10.3 年的临床研究中发现，仅有少于半数患者对功能满意。

一项随机对照研究发现，对年龄大于 55 岁的患者的肱骨近端移位性四部分骨折、半肩关节置换的治疗效果如疼痛改善和生活质量等要好于保守治疗患者，但其关节运动度并没有显著差异。但近期 Boons 等人的研究结果发现，半肩置换和保守治疗的效果基本类似。

一项比较锁定钢板（n = 38）和半肩置换术（n = 48）的系统回顾发现：经平均 3 年的随访研究发现，肱骨大结节骨折未愈合患者的 Constant 评分（53 分）显著低于愈合（61 分）的患者；肱骨大结节骨折不愈合患者平均年龄较大；使用钢板内固定治疗的患者肩关节功能 Constant 评分（68.6 分）要好于半肩置换者（60.6 分），但内固定钢板具有较高的并发症发生率。图 6 示半肩关节置换术患者病例。

2) 半肩置换的并发症。半肩置换术的并发症可以分为三类：术中并发症，包括假体位置不良、医源性骨折、腋神经损伤；早期术后并发症，包括大结节撕脱（23%），盂肱关节僵硬（5%），不稳（15%），感染（6%）；晚期并发症，包括肱骨大结节吸收（7%）或不愈合（17%）、肩袖功能障碍（23%）、肩胛骨关节盂腐蚀或关节病（35%）、关节松动（3%）、假体周围骨折（2%）、异位骨化（30%）。

Frankle 等建议四部分肱骨近端骨折在半肩置换过程中需加用金属环扎固定大、小结节。在一项生物力学测试中发现金属环扎可以减弱关节间骨折块的运动和牵张。和单纯缝合固定相比，使用金属缆线将肱骨大结节骨折块固定并植骨可以获得更好的影像学和临床功能预后。

（6）反式肩关节置换。反式肩关节置换术的适应证是既往存在肩关节肩袖功能障碍或者一线治疗失败的肱骨近端骨折。若患者的肱骨大结节骨折块较小，粉碎较严重，同时患者有严重的骨质疏松，那么肱骨大结节不愈合的概率增高，此时不适用半肩关节置换术，反式肩关节置换术对这类患者是一个更好的选择。

1) 评分：Klein 等人评估了 DeltaIII 型反式肩关节置换术治疗的 20 例急性、粉碎性老年患者的肱骨近端骨折，术后平均随访 33 个月，其平均 Constant 分数为 67.9 分。反式肩关节置换可以作为半肩关节置换术后肩袖功能障碍的一个补救措施。图 7 示反式肩关节置换术病例。

2) 反式肩关节置换的并发症：Boileau 等人对肱骨骨折后遗症的影像学进行分析后发现主要是四个并发症：肱骨头塌陷或肱骨头坏死（Ⅰ型），难复性脱位或骨折脱位（Ⅱ型），外科颈不愈合（Ⅲ型），严重肱骨大结节骨折畸形愈合（Ⅳ型）。作者推荐对 Ⅰ、Ⅱ 型骨折使用非限制性全肩关节置换术；Ⅲ 型骨折使用低切迹限制性骨折假体联合骨移植；Ⅳ 型骨折使用反式肩关节置换术。

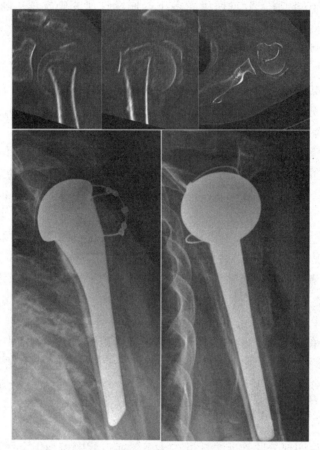

图6 78岁女性，肱骨近端骨折半肩置换术

上图：CT检查提示肱骨近端四部分骨质疏松性骨折，后内侧移位，肱骨大结节骨质量足够愈合，肩袖完整 下图，术后8个月随访，肱骨大结节解剖复位，骨折愈合，假体正中放置，肱骨大结节使用环扎解剖固定

肩胛骨切迹（scapular notching）是反式肩关节置换术容易出现并发症的部位，包括假体磨损、滑囊炎、关节盂假体松动、骨质丢失等。一项对77例患者的调查发现，肩胛切迹在术后14个月内的发生率为44%。其他研究则得出了类似的结论。

肩峰相关的功能不全是反式肩关节置换的另一个并发症。一项457例研究发现，肩峰脊应力性骨折可以导致肩关节预后功能差，上述并发症导致的肩关节功能不全可表现为肢体长度不正常。一项对41例患者的研究发现，其肩关节长度平均增大2.7 cm，由此造成的臂丛牵拉导致短暂神经功能障碍发生率为22%。

（六）总结

肱骨近端骨折主要累及老年人群。大部分肱骨近端骨折均来源于低能量的损伤。骨折分类的多样性和复杂性使得骨折分型的可靠性降低。肱骨头骨折块较小及内侧骨膜铰链破裂可预测创伤后肱骨头缺血；而切开，骨折解剖复位可预防肱骨头坏死的发生。

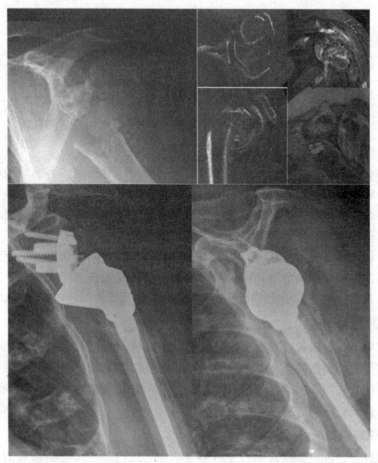

图7 84 岁女性，肱骨近端四部分骨质疏松性骨折

上图：术前影像学检查，包括 X 片，CT，MRI 等提示肱骨近端粉碎性骨折，贝壳样
肱骨大结节骨折块，冈上肌肌腱萎缩　下图：骨水泥型反式肩关节置换术后随访

　　骨折治疗选择包括：保守治疗、微创内固定、切开复位钢板内固定、髓内钉固定、肩关节置换。对大部分老年患者，肱骨近端骨折通常稳定，可以通过保守治疗获得治愈。

　　手术治疗移位性、不稳定性骨折可以提供充分的复位和骨折的稳定性。骨折局部骨密度降低、残余的肱骨头内翻移位、内侧肱骨矩支撑重建不完整、肱骨头缺血、不充分的骨折复位等，均可导致内固定失败和肩关节功能预后较差。未来对骨折内固定技术的改进可以扩大骨折手术治疗的适应症范围。

　　半肩置换的功能预后与肱骨大结节骨折愈合、肩袖功能保留显著相关。反式肩关节置换术可以为肩袖损伤的老年患者或者一线治疗失败的患者提供满意的肩关节功能。

　　肱骨近端骨折最终治疗方案的选择取决于患者的相关情况（内科并发症、功能需求）、骨折类型（骨质疏松性骨折或者病理性骨折）、手术医生经验等。

来源：丁香园　作者：紫川秀第二

七、股骨颈骨折诊断和治疗

股骨颈骨折在临床中较为常见，未经治疗的股骨颈骨折通常容易导致较为严重的肢体残疾，严重者可至患者死亡。目前股骨颈骨折的 Garden 分型和 Pauwels 分型仍是临床中指导治疗决策的主要分型方案。股骨颈骨折手术治疗的方法包括原位固定，切开或闭合复位内固定，半髋关节置换，全髋关节置换。

近期的研究报道显示，在不同的骨科医生群体中，对股骨颈骨折治疗的选择方案存在不同的倾向性。本文由 Anthony V Florschutz 等人发表在 JOT 杂志上，对目前临床上股骨颈骨折治疗的手术指征、治疗方法等进行全面系统的回顾，现介绍如下。

（一）简介

髋关节周围骨折患者以女性多见，约占 75%。年轻股骨颈骨折患者非常少见，通常都发生在高能暴力伤的患者中；老年股骨颈骨折患者最多见，通常起源低能量损伤。股骨颈骨折的危险因素包括：女性、白种人、年龄增加、健康状况较差、吸烟、饮酒、既往有骨折病史、跌倒病史、低雌激素水平等。

（二）损伤机制

老年股骨颈骨折患者通常来源于低能量损伤，可以是直接或间接暴力。直接损伤暴力包括跌倒时直接撞击大转子，或者跌倒时下肢外旋，股骨颈撞击髋臼后方。间接损伤暴力通常是附着点肌肉的收缩力量大于股骨颈所能负荷的力量。

年轻患者股骨颈骨折常见于高能量创伤，如机动车祸，或者是从较高处落下。

反复的过载应力性骨折在运动员、军队士兵及芭蕾舞者中多见。

骨质疏松或骨质减少的患者也容易出现不全骨折，这类患者骨折在 X 线上不可见，需通过高分辨率的 CT 或者 MRI 才能诊断。此类患者在临床中容易漏诊，需要警惕。

（三）临床评估

对股骨颈骨折移位的患者，通常主诉腹股沟区域、大腿疼痛，无法活动下肢，查体可见下肢有外旋和缩短畸形。需要注意的是，对嵌插型或者应力性股骨颈骨折的患者，查体时可能不存在明显的畸形，并可以有限负重。对老年低能量损伤的股骨颈患者，详细的病史对诊断非常重要，如如何受伤、受伤前是否有意识丧失、是否有胸痛、损伤前是否存在腹股沟区域疼痛（病理性骨折）等。

（四）影像学评估

对怀疑股骨颈骨折的患者，行 X 片检查时需包括股骨正侧位片和骨盆的前后位片。蛙位 X 片不是摄片的常规选项，因其可能导致股骨颈骨折端的进一步移位。

在行前后位 X 片检查时，患肢适度的内旋可以获得更清楚的股骨颈 X 片，可以帮助后期股骨颈骨折诊断分型和指导治疗。对无移位，或者股骨颈压缩骨折的患者，重建 CT 可以进行更好的判断。MRI 检查仅适用于无法确定股骨颈是否存在骨折的患者。

（五）股骨颈骨折分型

　　目前临床上使用较多的股骨颈骨折分型为 Graden 和 Pauwels 分型。股骨颈骨折 Garden 分型将股骨颈骨折按照骨折块移位程度分为 4 型：Ⅰ，不完全骨折或者外翻嵌插骨折；Ⅱ，完全性骨折，骨折无移位；Ⅲ，完全性骨折，骨折部分移位；Ⅳ，完全性骨折，骨折完全移位。

　　但事实上，在临床中很难将四种类型完全区分开来，所以一般在临床中基本按照骨折是否有移位进行骨折分型，即Ⅰ、Ⅱ型骨折为无移位股骨颈骨折，Ⅲ、Ⅳ型骨折为有移位股骨颈骨折。

　　Pauwels 骨折分型基于骨折线和水平面交角大小：Ⅰ型，<30°；Ⅱ型，30°~70°；Ⅲ型，>70°。随着角度增加，骨折的剪切力增大，骨折也趋向不稳定。股骨颈骨折的 OTA 分型在临床实践中应用较少，主要用于研究中。

　　尽管上述两个分型系统较为简便，但其组间和组内观察一致性差别较大，目前临床上仍倾向对股骨颈骨折按照移位和无移位进行分类。广义的无移位股骨颈骨折包括外翻嵌插型和无移位型股骨颈骨折，这一类型的股骨颈骨折功能预后较好；移位性股骨颈骨折包括任何可见移位的股骨颈骨折，相对来说预后较差。

（六）治疗

　　大部分股骨颈骨折治疗的目标是经治疗后获得早期运动功能，降低长期卧床并发症发生率，改善患者功能预后。股骨颈骨折患者保守治疗方案仅适用于有严重内科疾病，手术风险很高的患者中。手术治疗仍是目前大部分股骨颈骨折治疗的金标准。

　　决策股骨颈骨折手术治疗方案取决于骨折类型、骨折稳定性、患者骨质量、术前的髋关节功能、术后对功能恢复的要求等。通常对股骨颈骨折的患者，手术要求尽快完成以减少围手术期的并发症，改善患者舒适度，减少住院时间。美国 AAOS 协会近期对老年髋关节周围骨折的患者发布了相关指南，骨科频道内有相关译文，请单击文末的链接内容查阅。

1. 非移位/嵌插性股骨颈骨折

　　无移位股骨颈骨折通常采取原位固定，内固定物选择拉力螺钉（图 1）或者是动力髋螺钉（图 2）。和动力髋螺钉相比，多枚拉力螺钉的创伤较小，手术时间短。拉力螺钉的使用方法是，将 3 枚空心螺钉（直径 6.5 mm，7.0 mm 或 7.3 mm）平行呈倒三角打入（下方，后上，前上），其中下方螺钉在股骨矩，后方螺钉在后方骨皮质（图 1），研究发现倒三角形平行 3 枚螺钉能提供最佳的固定强度。

　　股骨颈下方螺钉可以对抗股骨颈向下的移位，后方螺钉可对抗骨折向后移位。最下方的空心螺钉的位置需在小转子水平上方以降低转子下骨折应力。拉力螺钉的螺纹应超过骨折线以便产生拉力作用。螺钉头应距离软骨下骨 5 mm。

　　对股骨颈后方骨折粉碎较严重的患者，加用第四枚拉力螺钉可以增加稳定性。在骨质疏松的患者中，拉力螺钉末端加用垫片可以预防螺钉头陷入骨面内，增加拉力螺钉旋入时的扭矩，改善螺钉对股骨头的把持力。

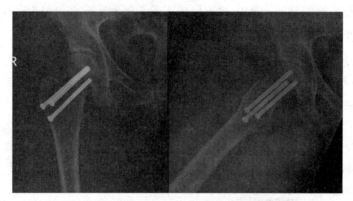

图1　48 岁女性股骨颈外翻压缩性骨折，行空心拉力螺钉固定

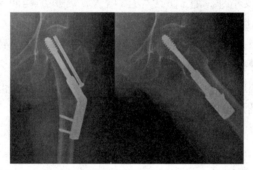

图2　83 岁老年女性，股骨颈移位性骨折
（行动力髋螺钉固定，上方加用防旋钉）

Gjertsen 等人报道，对 4 468 例股骨颈无移位骨折行空心螺钉固定的患者，术后 1 年内固定有效率在 89%。Kain 等人报道 Garden I、II 型骨折空心螺钉治疗后平均 11 个月随访时翻修率在 10% 左右，股骨头坏死、骨折不愈合、内固定松动、转子下骨折等是翻修的主要原因，研究人员推荐，对空心螺钉治疗失败的病例，翻修时选择半髋置换术。

Lapidus 等人尝试区分哪些 Graden I、II 型患者有较高的并发症发生率和骨折翻修风险，但并未得出肯定的结论。而 Parkeer 等人对 565 例无移位囊内股骨颈骨折患者的研究发现，老年和女性患者在骨折愈合过程中容易出现并发症。

动力髋螺钉是治疗无移位和嵌插性股骨颈骨折的一个方案，与空心螺钉相比，其在骨折线垂直（pauwels III 型）或者头颈型的患者中固定强度更好。但是 Bray 等人研究发现，使用动力髋螺钉固定后股骨头坏死的概率较空心螺钉高，可能和髋螺钉打入股骨头内的直径较大导致螺钉扭转力矩较大，固定后骨折复位不良相关。

为解决这个问题，可以打入防旋螺钉（图2）。与转子间骨折相似，动力髋螺钉在置入股骨头过程中需要有恰当的尖顶距，一般保持在 25 mm 左右，以防止螺钉穿出。

一项对 5 274 例无移位和移位性股骨颈骨折的对比研究发现，空心螺钉和动力髋螺钉在并发症发生率和功能预后上无显著差异，但动力髋螺钉会显著增加失血量和手术时间。

Stiasny 等人对空心螺钉和动力髋螺钉治疗无移位股骨颈骨折的患者进行随访比较发现，空心螺钉术后的总体翻修率在 15%，而动力髋螺钉的翻修则高达 50%。空心螺钉翻修的主要原因是股骨颈进行性缩短，空心螺钉退出，造成转子下软组织激惹。尽管动力髋螺钉翻修率较高，但是其患者功能预后更好，内固定松动概率较低。

目前股骨颈骨折治疗有一种较新的内固定器械（Targon Femoral Neck，TFN），文献报道其具有较好的效果。TFN 是空心螺钉和动力髋螺钉的组合体，可以提供旋转稳定性，预防股骨头塌陷。

研究发现，TFN 在预防股骨颈缩短方面的效果好于动力髋螺钉，而在预防股骨颈骨折不愈合和降低翻修率方面好于空心螺钉，后期需要更多的研究证实 TFN 在股骨颈骨折治疗中的效果。

既往的观点认为，股骨颈骨折愈合后存在缩短是一个可接受的临床结局。但近期的研究发现，股骨颈缩短的程度和患者的临床功能预后存在相关性，缩短程度越高，则患者的生存质量越低，翻修率越高。

长度稳定内固定装置（如全螺纹松质骨螺钉、非平行打入的分散松质骨螺钉、股骨颈锁定钢板）联合股骨颈前下方锁定钢板增强固定，是目前解决股骨颈缩短的一个方案，文献报道其可以改善术后功能，降低翻修率，增加机械稳定性。

但也有个别文献报道，发现使用股骨近端锁定钢板治疗稳定股骨颈骨折后出现较高的失败率，研究人员因此建议这类钢板不能应用于股骨颈骨折患者中，其可能的原因是，股骨颈骨折使用锁定钢板固定后，骨折线附近的微动消失，骨折应力从内固定物上传递至内固定物，导致骨和螺钉界面应力增加，从而出现内固定物的疲劳断裂。

无移位性股骨颈骨折有一种特殊类型的骨折，即应力性骨折。应力性骨折发生在年轻、活动较多或者老年骨质疏松的患者中，骨折线可以出现在压力侧或者张力侧。这类骨折需要临床医生及早发现并进行预防，以降低后期骨折移位的不良影响。对位于股骨压力侧的无移位性应力性骨折可以采取保护下负重并严密观察 6~8 周的保守治疗方案。

对老年应力性骨折患者，需检测患者的内分泌状况，治疗潜在的影响骨代谢的疾病。股骨张力侧的无移位性应力性骨折发生骨折移位的风险较高，需要进行内固定治疗，与压力侧的应力性骨折一样，也要评估患者的内分泌状况。

2. 移位性股骨颈骨折

移位性股骨颈骨折（不稳定骨折，Garden Ⅲ，Ⅳ 型）手术治疗方案包括闭合复位内固定，切开复位内固定，半髋置换，全髋置换。如何选择合适的治疗方案取决于患者（活动度，期待值，内科合并症）和骨折相关的因素（位置，骨折线方向，粉碎程度等）。

3. 闭合复位内固定

对年轻和经过选择的老年患者，可以选择闭合复位或者切开复位内固定，固定方式可以选择空心螺钉或动力髋螺钉。对严重衰弱或者运动量较少不适合进行大手术的患者也可以考虑行闭合复位内固定。对选择开放或者闭合复位内固定的患者，获得股骨颈骨折的解剖复位非常重要。

骨折复位不良会导致术后并发症增高，关节功能下降及再手术率增高。股骨颈骨折复位可接受的标准是颈干角在 130°～150°，前倾 0°～15°，外翻小于 15°。与之对应的是，内翻成角，偏心距较下、后倾等均是不可接受的复位，需要进行纠正。

尽管对部分病例，闭合复位内固定方式可以获得接近解剖复位，但对骨折复位有疑问的患者，通过前或者前外侧入路直视下观察骨折复位情况也是一个相对合理的选择。采取前入路进行复位观察时可以提供较好的前方股骨头暴露，但需要在患者皮肤上另外开口；采取前外侧入路进行复位观察，可以在内固定入路上完成暴露，但对股骨头下区域的暴露有限。

有学者认为，对即便不进行骨折端暴露的患者，切开关节囊后清除髋关节血肿进行减压也可以从一定程度上降低股骨头坏死的概率，但上述观点并未得到临床文献的强力支持。

股骨颈骨折复位完成后，内固定的方式选择和无移位股骨颈骨折基本相似。移位的 Pauwel I 型和大部分 II 型的骨折可以采用 3 枚倒三角平行空心螺钉的方式进行固定，顶点螺钉位置在小转子上方。

对 Pauwel III 型、头颈型和高度粉碎、不稳定的股骨颈骨折，动力髋螺钉是最佳的方案，其可以提供的把持力好于空心螺钉。因在置入头钉的过程中容易造成复位的股骨头旋转，可以置入辅助防旋螺钉。动力髋螺钉的螺钉头距离软骨下骨的尖顶距需在 25 mm 内以减少螺钉穿出的概率。

近期一项比较闭合复位内固定和切开复位内固定治疗移位股骨颈骨折的研究发现，闭合复位内固定发生股骨头坏死的概率更高，但是骨折不愈合率两者相似。Haidukew-ych 等人的研究发现，57 例股骨颈移位性骨折年轻患者行内固定治疗，股骨头坏死的概率在 27%，骨折不愈合的概率在 9.8%。

骨折复位良好的患者，股骨头坏死的概率是 24%，骨折不愈合的概率是 4%，与此相反，骨折复位不佳的患者有 80% 的概率出现股骨头坏死、骨折不愈合。基于上述研究结论，股骨颈骨折后约 1/3 在内固定后需要行再次翻修术。

一项正在进行的多中心随机对照研究 FAITH 评估了空心螺钉和动力髋螺钉治疗股骨颈骨折的效果，主要指标是骨折治疗后 24 个月时的翻修率。后期相关数据会同时分析患者术后生活质量，功能预后，医疗花费，骨折愈合，死亡率及其他相关并发症。该大型研究结果的刊出将会有助于对股骨颈骨折治疗相关问题有进一步的认识。

4. 髋关节置换术

关节置换术（全髋或半髋）是对老年患者移位性股骨颈骨折治疗的首选方案。半髋置换术后患者可以获得较好的疼痛缓解、早期活动和髋关节功能恢复（图 3）。而对寿命较长，活动度较多的患者，全髋关节置换已经开始凸显优势，特别是伤前患者即存在骨关节炎的病例（图 4）。

有研究发现，对股骨颈骨折患者，急诊行关节置换术比择期关节置换术风险高。Parvizi 报道，股骨颈骨折患者髋关节置换术后的 30 天内死亡率在 2.4%，比择期髋关节置换术的死亡率高出约 10 倍。

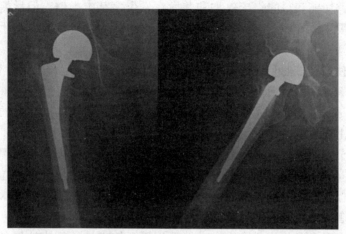

图 3 半髋骨水泥双极头置换治疗 95 岁女性移位性股骨颈骨折

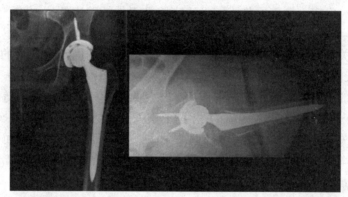

图 4 全髋置换治疗 78 岁活动度较多的女性移位性股骨颈骨折

目前临床上的半髋置换器械包括：骨水泥和非骨水泥型（压配型）股骨柄假体，单极和双极的头，固定颈和组配颈。骨水泥性股骨柄假体仍是目前半髋置换的标准，其长期临床功能较好。

临床目前对骨水泥假体置入过程中因肺栓塞而导致患者死亡的病例已经有了深入研究，就此改进了骨水泥置入的相关技术，将骨水泥栓塞的病例数量降低了 3 倍以上，而非骨水泥型假体则可以避免骨水泥造成的肺栓塞。

非骨水泥型假体已经开始逐渐成为股骨颈骨折患者关节置换的首选方案，其具有和骨水泥型假体相似甚至更好的效果，但也有研究发现，非骨水泥型假体术中和术后出现假体周围骨折的概率也有所增加，同时研究发现，对老年患者，非骨水泥型假体术后出现髋关节功能不良的比例也较多。

在临床实践中，研究人员发现，骨水泥型假体适用骨头质量较差的患者，非骨水泥型假体适用有心血管高危风险的患者。

髋关节置换的手术入路包括直接前入路（S-P 入路）、后入路（Moore）、前外侧入路（W-J入路）、侧方入路（Hardinge），选择何种手术入路取决于手术医生的喜好。不同的手术入路所能获得的临床效果和并发症发生率基本类似，但后侧入路出现髋关节脱位的概率要稍微高一点。此外，也有文献报道认为，直接前入路手术可以改善术后早期患者的活动度、疼痛度和满意度。

目前临床使用较多的股骨柄假体是固定颈干角的。组配型颈干角股骨柄假体也有，但现文献开始聚焦其术后出现假体失败的概率。组配型假体有潜在的轴颈磨损和头颈分离的风险。尽管上述并发症在临床中较少见，但对髋关节术后新发的髋部疼痛或功能障碍需警惕上述可能性。

在半髋关节置换上，还有一个比较有争议的事情是股骨头是选择单极还是双极的问题。尽管现有的文献资料并未发现单极头和双极头在治疗效果上的差异，但有学者研究发现，单极头假体会造成髋臼壁磨损和脱位的增加，并减低患者术后的功能满意度，但也有学者报道双极头更容易出现脱位。

目前临床上对全髋关节置换治疗股骨颈骨折开始产生了较为浓厚的兴趣（图4）。对部分经过合理筛选的患者，全髋关节置换术可能是最佳的手术方式；对髋关节置换流行趋势的研究发现，全髋关节置换术治疗股骨颈骨折的比例从1999年的0.7%增加至2011年的7.7%。

比较全髋关节置换术和半髋关节置换术、切开复位内固定术效果的研究发现，三者在术后30天内的死亡率类似，但全髋关节置换术有更高的呼吸道并发症发病率；全髋置换术术后的患者主、客观的功能改善，术后再手术率，疼痛缓解等要好于半髋置换和切开复位内固定；但全髋关节置换术后的髋关节脱位率高于半髋置换术。

尽管全髋关节置换的假体成本高于其他两种方案，但考虑到后续可能出现的翻修和并发症发生率，总体而言，全髋置换的实际成本仍可能是最低的。

（七）总结

切开复位内固定和闭合复位内固定适合的人群包括：①股骨颈骨折无移位的患者；②有移位但年轻的患者；③部分活动较多的老年患者；④无法耐受更大手术的虚弱患者。

半髋关节置换术适用于活动需求较少的老年患者，选择双极头/单极头、骨水泥/非骨水泥、固定颈/组配颈、何种手术入路等，取决于患者的骨质量、经济承受能力、手术医生的临床经验等。

全髋关节适用于：①年纪较大、活动度较多的老年人；②股骨颈骨折前存在髋关节疾病，如髋关节骨关节炎等的患者。

来源：丁香园　作者：童勇骏

八、股骨远端骨折治疗现状分析

股骨远端骨折，较常见的固定方案为髓内钉或钢板。目前外科医生可采用多种辅助技术来获得并维持骨折复位，同时保持其生物学特性。美国得克萨斯健康科学中心的 Cory A. Collinge，作为 JOT 的资深编辑，就股骨远端骨折治疗现状、髓内钉和钢板放置的手术技巧、植入物生物力学、骨折愈合、长期预后等进行了全面回顾，文章发表在 JOT 上。

手术前，必须了解股骨远端 3 个解剖平面：轴位、矢状位、冠状位之独特结构。

轴位：梯形结构，外髁倾斜 10°，内髁倾斜 25°（图 1）。外髁比内侧更偏前，约 10°。可解释在骨折复位和固定时出现的许多常见问题，尤其在采用解剖锁定钢板固定股骨远端前半部分时。了解轴位的结构，可以避免螺钉穿入关节内引起刺激滑车或凹槽、刺激内侧副韧带、形成"高尔夫俱乐部"畸形。

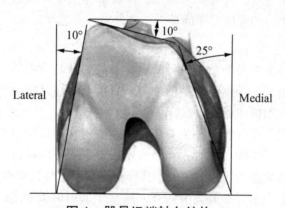

图 1　股骨远端轴向结构

对锁钉板塑形时应考虑此问题，双皮质螺钉固定于前半部分，在前后位 X 线看似长度合适，实际上经常因太长而刺激内侧副韧带。

冠状位：股骨远端外侧角（lateral distal femoral angle）平均为 81°~84°，预塑型锁钉钢板根据这一特点设计相应角度，螺钉平行关节线放置，并纠正冠状位成角。在侧位透视下，以 Blumensaat 线（股骨髁间窝线）为参照，可确定股骨长轴复位程度。需要注意的是，膝关节后方有两个腓肠肌肌肉止点，容易造成骨折块向后牵拉，从而形成骨折反屈畸形。股骨远端骨折块的旋转畸形在临床中也不少见，特别是在内固定过程中。

（一）骨折特点和治疗注意事项

股骨远端骨折，像大多数骨折一样，成双峰状分布，在相对年轻患者为高能量损伤而老年患者为低能量损伤。高能量损伤常导致干骺端粉碎性骨折，当涉及髁间时，很可能存在冠状面骨折（Hoffa 骨折），且在平片上容易漏诊。需要 CT 扫描以更好地评估这类骨折。

干骺端粉碎性骨折容易出现愈合问题，但 AO 原则要求关节内移位需达到解剖复位，减少后期出现膝关节骨关节炎的可能，并允许关节早期活动。对于老年患者，股骨远端骨折以干骺端多见，较少累及髁间。而假体周围骨折，通常较为稳定，需要钢板或者螺钉固定，很少需要翻修。对于特定的骨折患者，是选择髓内钉还是钢板，周密的术前计划至关重要，因为许多 PCL–替代假体设计有一个开放口，允许通过该口子使用髓内钉。

开放性股骨远端骨折治疗更为棘手。这类患者，干骺端经常出现骨丢失，对此可采用有计划的、分期的骨移植。常采用 Masquelet 介绍的技术——植骨前用骨水泥间隔器填充骨缺损部分 3~6 周，然后进行植骨。干骺端骨缺损是外侧锁钉板固定失败的危险因素。有研究报道，在 335 例股骨远端骨折随访中，64 例（19%）采用外侧锁钉板固定失败，其中接近一半（30/64）与干骺端骨缺损分期植骨有关。

既往对开放性骨折处理时提倡激进的清创术，清除所有无软组织附着的非关节内骨块，但后期的研究发现，与清创术相比，保留部分关节外未污染的无血运骨折块并不会显著增加感染率，却能同时降低骨折不愈合率。

（二）手术入路

股骨远端粉碎骨折累及关节面，可采取传统的切开复位术，若用逆行髓内钉治疗粉碎性股骨远端骨折，可采用经皮微创治疗。简单干骺端骨折也可采用切开复位内加压固定，即选择加压钢板或者拉力螺钉联合中合钢板。

暴露股骨远端仍采用外侧髌旁关节切开入路，皮肤切口可以根据术者的偏好选择在外侧或中间。采用后外侧入路时，如果后期需要采用外侧髌旁关节切开入路行关节置换术，考虑到髌骨缺血性坏死的可能，这样不妥当。虽然在获得良好的解剖复位后，很少需要全膝关节置换术。外侧关节切开入路易于采用钢板固定，且可有效地避免复位不良和内植物错位等。

最近有文献报道 "Swashbuckler" 和 "Mini–Swashbuckler" 入路，其原则是一样的，即进行深入外侧关节切开并用撑开器充分暴露关节面。尽管使用 "Mini" 方式，然而 Beltran 等人认为对于内侧髁冠状面骨折也可从外侧入路得到充分暴露。如果术中遇到任何疑问，有必要行内侧切口，可在直视下确认，但骨折复位和固定仍从外侧入路。

股骨远端关节外骨折的微创钢板固定，切开外侧髁部位皮肤及髂胫束，在肌肉下沿着股骨外侧插入钢板。钢板的正确使用尤为重要，术中通过正侧位片确定钢板的最佳位置，尽可能减少骨折复位不良和钢板错位的发生。采用逆行髓内钉时，切口大小为 3~4 cm，也可采用髌骨肌腱劈裂或髌旁关节切开术；作者建议使用髌旁内侧关节切开术，因为可以更容易获得正确的髓内钉进针点和轨迹，而采用髌骨肌腱劈裂不易获得（因为髌骨肌腱和胫骨结节为相对外侧结构）。

（三）股骨远端的生物力学

外科医生可直接改变现代锁定钢板技术的刚度。所谓的"压力可调"（stress modulation）是允许外科医生针对特定的骨折类型或某一特定的患者选择刚性还是弹性固定。任何固定方式的目标均可分为两方面：提供稳定的固定，支持生理负载直至愈合；同时也提供必要的灵活性，以允许足够的骨折微动和促进骨的二次愈合。

最近的同行评审文献和国家级会议表明，在股骨远端钢板钢性固定后易导致骨折延迟愈合或不愈合，骨痂的生长往往是不对称、多样性的。而且最近的文献报道股骨远端钢板固定后骨不连率比以往的要高。外科医生直接决定选择何种植入物，包括植入物材质、锁定或者非锁定螺钉、双皮质或单皮质固定以及钢板长度和螺钉孔数。也可以使用其他较为少见的先进技术，随后将进一步详细说明。

现代内固定材质包括工业纯钛、钛合金、316L 不锈钢等。钛合金，可同时提供改善疲劳强度和降低刚度。工业纯钛，最初 LISS 钢板（Synthes 公司）是最好的例证，早已经报道愈合结果令人满意，但也不是完全没有问题。目前常见的股骨远端板及设计特点总结见表 1。

外科医生也考虑螺钉数量和放置的位置，增加股骨干螺钉的数量、选择锁定与非锁定、双皮质与单皮质螺钉，这些都直接影响钉板系统的固定强度。已经有研究表明大腿疼痛与钢板末端的刚度有关，也可能与钢板末端放置的锁定螺钉有关；钢板末端锁定螺钉会增加骨质疏松患者假体周围骨折的风险。因此在这里应该考虑使用非锁定螺钉，以减小再骨折风险。

此外，锁定螺钉与骨折端的距离可影响其刚度，主要是因为减少钢板的有效长度；有效长度的减少已经被视为骨不连的独立风险因素，但是存在一定的争议。除了钢板末端的非锁定螺钉，螺钉孔也可能影响钢板刚度——注意避免钢板过早在孔处断裂。最后，有学者描述近皮质开槽（slotting）或远皮质锁定螺钉技术，并认为可以减少组织僵直和增加均匀骨痂形成的方式。在这两种技术中，因为螺钉仅接触钢板和远端皮层，可增加钢板邻近皮质的微动。因此在理论上，有助于均匀骨痂形成（类似于髓内钉），促进骨折愈合；目前这些技术取得令人满意的早期临床效果。

骨科医师还可通过采用长的钢板、良好的螺钉间隔来调节刚度，这样可增加其有效长度和螺钉的分散，防止应力集中和过早固定失败。当采用桥接钢板时，我们推荐采用较长钢板，而螺钉固定不超过其孔数的 50%，近端很少需要 4 枚以上的双皮质螺钉固定。生长板远侧的螺钉是最重要的，其决定了钢板有效长度和植入物刚度的水平。此外，跨骨折螺钉是不可取的（除采用中和钢板固定简单的骨折外），可能与骨不愈合有关。

（四）逆行股骨交锁髓内钉

随着假体设计和仪器的改进，股骨远端骨折逆行髓内钉的使用已变得更加普遍。目前几乎所有的交锁螺钉可以适用大部分髓内钉，固定角度装置，特别适用于髁部短骨折块和骨质疏松骨。逆行髓内钉主要优势为，可以通过比钢板更小的切口插入，并位于骨的中央可加强负重能力；可将弯曲内力减至最小。但股骨远端骨折髓内钉固定技术上可能要求高，并要密切注意髓内钉进针点、轨迹及骨折复位情况。常用的髓内钉设计特点总结在表2。

1. 适应证和术前计划

逆行髓内钉适用于股骨远端骨折。因为大部分植入物允许在髓内针远端放置多种交锁螺钉，即使是很远的远端骨折也可安全稳定地固定。髓内钉最好适应证：33A 和33C 型（AO／OTA 的骨折分类系统）。33C 骨折（即关节内骨折）可以很容易在切开复位后采用髓内钉固定和关节面的拉力螺钉固定（类似于钢板）。

值得注意的是，对于偏远端骨折类型，拉力螺钉的位置可能会影响交锁螺钉。一个特定骨折是否适合于髓内钉，髁段骨折的评估非常重要，尤其是它的总长度（相对于所选择的植入物）和拉力螺钉的数量。多枚拉力螺钉，有可能妨碍远端交锁，在放髓内钉前，应有详细的计划，尤其是需要从前到后固定的冠状面骨折。对于矢状面骨折，螺钉应放在前或后位，以避免出现潜在互锁。

此外，必须严格确定髓内钉插入深度，如过深可能会限制交锁选择，而过浅髓内钉可能突出至膝关节内，导致髌股关节疼痛和加速关节损伤。几乎所有现代的植入物包括"零"尾帽选择，以便使用的尾帽不会影响髓内钉的长度；这些尾帽必须与多家制造商的髓内钉一起创建一个固定的角度。最后，对于全膝关节置换后股骨远端假体周围骨折时，外科医生必须确定该假体是否允许髓内钉通道。

2. 手术要点和技术

类似于钢板固定，为获得和维持干髁端骨折复位，髓内固定过程中也有多种辅助复位技术。术中骨骼肌麻痹非常重要，以确保在髓内钉固定之前能够很容易恢复固有长度；如果有助手可采用手动牵引；如果可避免损伤手术肢体，建议采用牵引器。如果发现牵引器妨碍髓内钉通道或其他器械，则不宜使用，可采用胫骨近端悬挂重物牵引来恢复长度。

矢状畸形和反屈曲畸形（上髁段腓肠肌牵拉损伤）比较常见。这个很容易避免，可将毛巾卷和（或）Schanz 针置于髁部，并用手控 T 形把手吸盘的调节。最后，冠状位角度可通过调节骨骼肌牵引角度来校正。在某些骨折类型可采用经皮钳，阻挡钢丝或螺钉，但谨慎使用经皮骨钩，或单独手动加压。旋转角度可以在透视下与对侧小粗隆或股骨颈轮廓比较，或直接测量等方法确认。

髓内钉入口是在股骨髁间窝后交叉韧带附着点的前方。在侧位片上，进针点对应于 Blumensaat 线的远侧一个点（图2）。图2展示了正确的入针点和轨迹。应尽可能多花时间在这两点上，因为这直接影响后期的复位情况。导针被仔细插入股骨轴线，以确保在正侧位片上恢复冠状面对齐。一旦导针的位置得到正确确认，采用铰刀扩开干髁段。同时采用空心软组织保护套防止损伤髌腱和髌骨关节面。对于骨质疏松患者，注意导丝的位置不会影响髓内针前入口，否则容易出现反屈曲畸形。

导针置入骨折处前，常常采用骨折复位"手指"仪器，可适用于大部分现代的髓内钉系统。建议使用长钉有 3 个原因：防止后期短髓内钉尖部骨干骨折；增加髓内钉

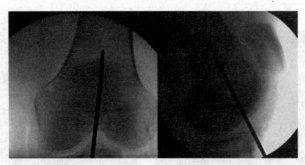

图 2　前后位和侧位片示：正确的入针点和轨迹

的有效长度，可增加骨折微动，继发促进骨愈合；可增加髓内钉的稳定性和减少后期负重时近端互锁螺钉潜在的四点弯曲应力。阻挡螺钉有时用于干骺端髓内有效的直径较少的患者，可以防止或矫正冠状或矢状面畸形。必要时，阻挡螺钉可用于髁部短骨折块，根据临床经验，这些螺钉固定于预期的畸形的凹侧。

　　在扩髓和髓内钉置入过程中，应保持骨折复位状态和一定的长度。有限扩髓技术比预期使用的髓内钉直径大 1~1.5 mm；很少应用直径大于 10 mm 或 11 mm 的髓内钉。虽然需要至少埋头 1~2 mm 和侧位片证实髓内钉位置，对于股骨较远端骨折患者，髓内钉打入的深度非常重要，以保证髁段可放置足够数量互锁螺钉，且可为邻近的拉力螺钉留有足够的空间。

　　在一般情况下，我们建议的远端锁定螺钉的数量应与骨折不稳定、骨质疏松严重程度相对应。我们建议在远端锁钉螺钉数量有限时，采用阻止螺钉俘获髓内钉而获得稳定。最后一步为近端 A–P 交锁固定。我们建议对于粉碎性骨折或严重骨质疏松患者，使用 2 枚螺钉，除非髁间已对位可以，这种情况 1 枚螺钉即可（图 3）。

（五）钢板固定股骨远端骨折

　　从接骨板到现代钢板的发展，可以断定：对于关节内骨折，外科医生必须获得绝对稳定和保持生物学特性，而对于干骺端粉碎性骨折则应该采用相对稳定固定。虽然新技术丰富了外科医生的医疗设备，若不遵守股骨远端骨折钢板固定基本原则，也会带来不良的结果。最近的一篇综述总结了现代可塑型锁定钢板治疗股骨远端骨折的一些弊端，指出最重要的是如何避免。

　　解剖外侧可塑型钢板最适用于 A 和 C 型骨折；B 型骨折（即部分关节骨折）时最好选用关节面骨折块间加压和支撑钢板固定；对于钢板固定股骨远端，大部分骨科医生选择更为熟悉的外侧入路，而固定内侧髁骨折时，建议使用内侧入路。暴露股内侧肌和缝匠肌之间隔，股浅动脉及其延伸的腘动脉很容易识别和牵拉至后侧。

　　对于干骺端或干骺端附近简单的骨折类型，应采用加压钢板或拉力螺钉 + 中和钢板绝对稳定固定，而粉碎性骨折类型应该采用间接固定或桥接钢板以保护骨折端生物学特性。

　　虽然髓内钉和钢板固定术适用于许多骨折类型，具体的适应证钢板要比髓内钉稍广泛，包括骨折过短的髁突骨折，假体周围骨折，以及存在全髋关节置换术病史或顺

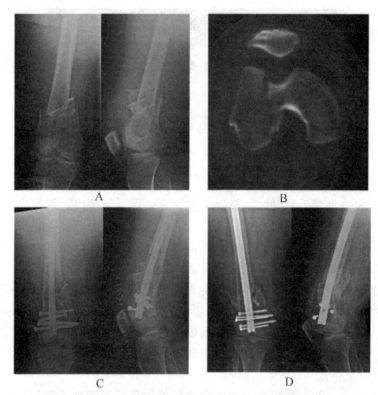

图3　63岁，女性，骨质疏松肥胖，低能量损伤

平片和轴向 CT 显示 33 – C2 股骨远端骨折。干骺端粉碎性骨折髓内钉内固定和拉力螺钉关节面固定。术后 12 周骨折愈合良好伴有大量骨痂

行股骨髓内钉。即使骨科医生有先进的髓内钉技术，也必须认真衡量采用钢板或者髓内钉（图4）。

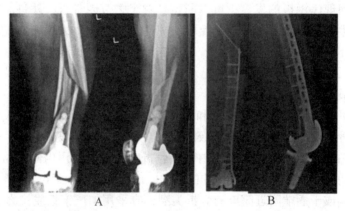

图4　金属假体妨碍髓内钉。选择长钢板分散压力，避免再次骨折

处理干骺端粉碎性骨折时，应采用间接复位和保护生物学特性，类似于髓内钉术，术中应透视评估股骨机械轴和旋转情况。钢板固定时采用股骨牵引器对恢复长度更有

利，因为 Schanz 针和牵引器不会妨碍髓内钉或其他仪器的使用。Collinge 等人详细地介绍了使用外侧可塑性锁定钢板固定股骨远端骨折时常遇到的各种技术缺陷。放置这些钢板时应注重细节，特别钢板上髁段的位置和旋转角度，正确的放置可防止大多数自可塑型锁定钢板问世以来一直困扰大家的问题。

虽然最近开始在术中使用 CT 扫描，这种方法还未被证实与传统的旋转测量方法相比可以改善复位，但它费用增加，可能增加手术时间，并给患者带来不必要辐射。这也提示将来有可能在更恰当的位置或利用先进的器械进行评估，避免穿入关节内。但作者可以强调足够精细的术前计划、注重术中细节、选择最合适的钢板、注意股骨远端解剖结构等重要性。

最近，有学者开始使用可塑型钢板 + 角度可变螺钉。这些钢板比传统角度不可变钢板有两大优势：①螺钉可倾斜，避开关节面，即使钢板用于多旋转骨折（malrotated）；②处理假体周围骨折时，螺钉可以成角度避开假体，靠近骨水泥或剩余的松质骨区。它们也可以用来在处理 C 型骨折型避开独立拉力螺钉。尽管意味着有一定的优势，但迄今已出版的文献没有支持这些钢板比传统的角度固定螺钉钢板更具有优越性。作者经历过一次固定早期失效，推测可能是因为采用了角度可变钢板（图 5）。

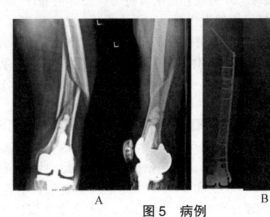

图 5　病例

45 岁，女性，高能量损伤股骨远端粉碎性骨折骨折，采用角度可变外侧锁定钢板固定。A. 平片示严重粉碎骨折并涉及关节面；术中透视发现力线存在选择；B. 术后 2 周角度可变螺钉固定失败，患者拒绝翻修，术后 12 周愈合

由于外侧锁定钢板固定失败的风险增加（如开放性粉碎干骺端骨折伴的骨缺损），辅助内侧固定被认为防止内翻塌陷畸形的有效方式。增加内侧骨内膜板（皮质替代技术）在 Sawbones 模型中已被证明可增加稳定性，并且可防止内侧软组织剥离；如果发生感染或翻修则需要取出钢板，但是比较困难。最后，需要考虑骨折生物学问题了，尤其是干骺端粉碎性骨折，可采用一期骨移植，使用绞刀—冲洗器—吸气泵装置（Paoli，PA）行逆行股骨收割（harvest）技术。这种技术正在进行临床试验的研究，这对股骨近端常规暴露手术非常有益。

（六）术后护理

股骨远端骨折髓内钉和钢板术后的护理是相似的。术后 1 d 患者可在物理治疗师或连续被动活动机的辅助下开始步态训练和膝关节运动。对于关节外骨折患者，一旦有影像学证据骨痂形成便可负重，一般 6~8 周，但对于关节内骨折类型，应该在术后 10~12 周。

最近有证据表明，对于低能量老年人股骨远端骨折钢板固定术后，可允许立即负重（可忍受的），且位移和固定失败非常之罕见，并且死亡率降低。然而，鉴于患者数量少，此结果应谨慎解释。笔者建议，可以考虑立即或早期负重的老年患者的全身系统并发症风险，尤其是髓内钉的稳定性。每隔 4~6 周，应进行临床和影像学检查，直到骨折愈合和患者能够无不适的情况下走动。

（七）现代钢板与髓内钉的临床比较

随着植入技术、材料的改善，早期研究中使用的第一代钉如今已经不适用了。在过去十年中发表的文献报道，使用长钛合金逆行髓内钉治疗股骨远端骨折取得相当不错的疗效，且并发症也相对较少。现代钢板固定股骨远端骨折也得到了很好的支持，尽管最近的证据质疑它的功效。

一直没有任何大样本随机研究比较逆行髓内钉与钢板治疗股骨远端骨折的疗效，直到最近，Tornetta 等人通过对 126 例股骨远端骨折的研究（前瞻性、随机、多中心）表明髓内钉比钢板的疗效略好。他们报告提出，不论治疗与否，患者 1 年后出现明显功能障碍。对合不齐髓内钉组 22% 和钢板组 32%，钢板组外翻对线不良发生率较高，并要求完全取出内固定物。髓内钉组整体功能优于钢板固定组。Hartin 等人将股骨髁上骨折患者随机采用逆行髓内钉或角度不变钢板固定术。两种固定方式均预后良好，但逆行髓内钉组需要二次手术取出植入物（3 和 0），且患者疼痛更为明显（SF－36）。

近日，Thomson 等对 C 型股骨远端骨折（11 例传统的切开复位内固定术和 11 例有限切开复位逆行髓内钉）预后平均 6.7 年指出，切开复位内固定组二次植骨（67% 和 9%）和畸形愈合率（42% 和 0%）显着高于微创逆行髓内钉组。切开复位内固定组感染率（25% 和 0%）和骨不连率（33% 和 9%）增加，但不具有统计学意义。在 SF－36 中身体功能部分低于美国人均评分均数的 2 个标准差，50% 患者影像学显示出创伤后关节炎。在 SF-36、肌肉骨骼短期功能评估、olwa 膝关节评分等方面两个治疗组之间无显著差异。

表 1　股骨远端板及设计特点总结

	材质	长度	直或弯曲	皮质螺钉	锁钉螺钉	角度可变锁钉螺钉	经皮瞄准器
Biomet Optilock 股骨远端板	钛合金	3～18 孔（122～386 mm）	弯曲	是	是		是
Biomet Polyax 股骨远端板	合金阳极氧化膜	6～18 孔（179～396 mm）	弯曲	是	是	是	是
Depuy/Synthes 4.5 mm LCP 髁接钢板	不锈钢	6～18 孔（170～386 mm）	弯曲或直的	是	是		是(18 孔)
Depuy/Synthes 4.5 mm VA/LCP 弯曲髁接钢板	不锈钢	6～22 孔（159～439 mm）	弯曲	是		是	是(18 孔)
Depuy/Synthes LCP 股骨远端钢板	不锈钢	5～19 孔（156～436 mm）	弯曲	是	是		是
Depuy/Synthes 微创稳定系统钢板（LISS）	钛合金	5～13 孔（156～316 mm）	弯曲	否	是		是
Smith and Nephew Peri-Loc 股骨远端钢板	不锈钢	6～19 孔（155～399 mm）	弯曲	是	是		是
Stryker Axsos 股骨远端外侧板	不锈钢	4～16 孔（130～343 mm）	弯曲	是	是		是
Stryker Axsos3 Titanium 股骨远端外侧板	钛	4～20 孔（130～415 mm）	弯曲	是	是		是（16 孔）
Zimmer 无触点桥接（NCB）股骨远端钢板	钛合金	5～13 孔（167～324 mm）	弯曲	是	是	是	是
Zimmer NCB 硅凝胶假体股骨远端钢板	钛合金	9～21 孔（238～393 mm）	弯曲	是	是	是	

表2 常用髓内针设计特点

髓内系统	制造商	远端螺钉选择	螺钉角度固定	髓内钉长度	曲率半径	驱动端直径 *
RAFN	Depuy – Synthes	3；均为横向的；远端孔可用螺旋刀片	是的，远端螺钉/尾帽	65 mm	1.5 m	12 mm
T2 Supracondylar Nail （SCN）	Stryker	4 螺钉；2 横向的，2 倾斜的；可使用 2 髁螺栓/螺母	是的，远端螺钉/尾帽	32 mm	2.0 m	12 mm
Meta–Nail	Smith and Nephew	3 螺钉；1 横向的和 2 倾斜	是的，远端螺钉/尾帽	40 mm	2.0 m	12 mm
Phoenix	Biomet	4；2 横向的，2 倾斜的	是的，远端螺钉/尾帽	38 mm	1.8 m	12 mm
Natural Nail	Zimmer	4；2 横向的，2 倾斜的	是的，远端螺钉/尾帽	48 mm	1.27 m	13 mm
VersaNail	Biomet	3 横向的	是的，远端螺钉/尾帽	54 mm	2.2 m	12 mm

来源：丁香园　作者：吴建群

九、血流动力学不稳定骨盆骨折急诊处理专家共识 (2015)

中华医学会急诊医学分会　　中华医学会创伤学分会
中国医师协会急诊医师分会　　中国医师协会创伤外科医师分会

血流动力学不稳定骨盆骨折通常是指钝性外力导致骨盆前后环骨折合并低血压（收缩压≤90 mmHg，1 mmHg＝0.133 kPa），并伴有需要大量输血（伤后6 h内需要输注4~6 u或以上的浓缩红细胞）、明显的碱缺失（≤-6 mmol/L）或两者兼有。血流动力学不稳定骨盆骨折是各种高能量损伤导致死亡的主要原因之一，伤后24 h内的主要死亡原因是急性失血。随着损伤程度的增高，病死率不断升高，可达40%~65%，处理的关键在于迅速明确出血部位并尽快控制出血。

血流动力学不稳定骨盆骨折的急诊处理充满挑战，当前在国内也存在着较多的争议。本共识提供共性的框架性建议，而对个体患者的具体处理还需要综合当时的病情、可用的资源而综合考虑。

（一）多学科团队与诊治流程

处理血流动力学不稳定骨盆骨折需要医院建立一个多学科的团队即创伤小组，包括急诊医学科、创伤外科、骨科、腹部外科、血管外科、放射科/介入治疗科、麻醉科、重症医学科、输血治疗科及相关学科，通过制定并落实与医院救治能力匹配的创伤小组启动标准和诊治流程，可以有效提高救治效果。

创伤小组成员应该具有所在专业高年资主治医师以上的资格，并接受过美国高级创伤生命（Advanced trauma life support、ATLS）之类课程的培训。创伤小组需要有明确的组长，其应该掌握扎实的创伤救治理论知识，有丰富的严重创伤救治的临床经验，并具有较强的组织协调能力，能够有效指挥从急诊室—手术室/导管室—ICU（Intensive care unit，重症监护病房）的整个救治过程。对于需要手术/放射介入止血的骨盆骨折患者，要尽最大努力缩短受伤与手术/放射介入治疗的时间间隔。

（二）紧急创伤评估

（1）遵循高级创伤生命支持的评估和处理原则，立即进行快速评估并优先处理危及生命的问题，包括紧急的气道管理、呼吸和循环的评估与支持。对于血流动力学不稳定且怀疑有骨盆骨折的患者，不应该过多搬动，禁忌行骨盆挤压—分离试验，并尽早使用骨盆带固定。

（2）急诊创伤复苏单元应配置床旁X线摄片机和超声机。严重创伤患者到达后尽快拍摄前后位的骨盆片和胸片，完成针对创伤的快速超声评估（focused assessment with sonography for trauma，FAST），明确腹腔、胸腔和心包腔有无大量积液。如有紧急剖腹/剖胸手术指征，应立即送往手术室。

（3）对于血流动力学不稳定的患者，诊断性腹膜腔穿刺（diagnostic peritoneal aspiration，DPA）、诊断性腹腔灌洗（diagnostic peritoneal lavage，DPL）也是排除腹腔内出血的很好手段。

（4）CT 已经成为严重创伤救治中非常重要的检查手段，尤其是增强 CT 检查可以很好地诊断/排除骨盆骨折伴随的大出血。医院应具备 24 h 开展增强 CT 检查的条件，建议尽可能紧邻创伤复苏单元设置 CT 室。如果两者相距较远，必须充分评价转送 CT 检查的利弊，并保证转送和检查期间能够连续获得与复苏室相当的监测与治疗强度。CT 检查之前须制定预案，保证 CT 扫描完成即可以立即采取下一步的措施，直接送至手术室、导管室或者 ICU。

（5）骨盆骨折可合并全身其他部位的损伤，要注意充分和全面的评估，尤其需关注合并直/结肠、泌尿生殖系统的损伤，导尿和肛门指检是简单有效的手段。

（三）损伤控制复苏（damage control resuscitation，DCR）

（1）骨盆骨折合并血流动力学不稳定者需尽快开始液体治疗，优选上肢的外周静脉通路 2~3 条，条件允许时可考虑颈内/锁骨下静脉置管。初始应用晶体液治疗，如果合并重型颅脑损伤（GCS≤8 分），避免选用低渗溶液如乳酸林格液。如果应用人工胶体液，建议在其处方剂量范围之内，并注意对凝血功能和肾损伤的影响。及时输注红细胞悬液，维持血红蛋白为 70~90 g/L。

（2）对于需要手术或者放射/介入治疗止血的患者，建议未控制出血前将收缩压控制在 80~90 mmHg，直至确定性止血后进行充分的复苏。如果合并重型颅脑损伤，建议将平均动脉压维持在 80 mmHg 以上，并尽最快的速度完成确定性止血。对液体复苏无效的患者，使用缩血管药物来维持目标的动脉血压，对于心功能不全的患者，可使用正性肌力药物。

（3）对于大出血患者应尽早（伤后 3 h 内）使用氨甲环酸针，首剂 1 g 静脉微泵给药（持续大于 10 min），后续 1 g 持续静脉滴注超过 8 h。建议在创伤复苏单元储备氨甲环酸针，有条件的地区可以考虑在救护车中即开始使用。

（4）推荐早期采取综合措施减少体热丢失，对输注的液体进行加温，以维持正常的体温。

（5）积极纠正代谢性酸中毒。动态监测血乳酸或碱缺失水平，是评估出血和休克程度的敏感指标，常规监测血浆离子钙水平并维持在正常范围。

（6）常规和动态监测凝血功能，建议开展血栓弹力图检查，积极防治创伤性凝血病。对于大出血的患者，推荐早期应用血浆、凝血酶原复合物、纤维蛋白原。血浆纤维蛋白原水平≤1.5~2.0 g/L 或血栓弹力图提示功能性纤维蛋白原缺乏，输注纤维蛋白原或冷沉淀，起始剂量纤维蛋白原为 3~4 g，冷沉淀为 50 mg/kg，输注血小板以维持血小板计数大于 $50\times10^9\ L^{-1}$。对于持续出血和/或创伤性脑损伤的患者，建议将血小板计数维持在 $100\times10^9\ L^{-1}$ 以上，输注的起始剂量为 4~8 u 血小板。对于严重大出血的患者，有较多研究建议输注红细胞∶血浆∶血小板的比例达到 1∶1∶1，至少血浆∶红细胞达到 1∶2，但对于没有大出血的患者使用过多血浆反而增加脏器功能不全的概率。建议医院建立大量输血治疗（massive transfusion protocol，MTP）的预案，确保及时输注血液制品。

（7）对于已经采取标准的控制出血的努力和最佳的传统止血措施的患者，如果持续存在大出血和创伤性凝血病，可考虑使用基因重组的活化 VII 因子（rFVIIa）。

（四）骨盆固定

对于骨盆环不稳定的骨盆骨折，应尽快维持骨折的稳定性。稳定骨盆可以减少骨折移位和缩小盆腔容量，有利于减少出血，并降低患者后续翻身/搬动带来的风险，稳定骨盆的措施包括骨盆带和支架外固定两类。

1. 骨盆带

（1）对于血流动力学不稳定而临床怀疑骨盆骨折的患者，可考虑在 X 线摄片明确之前尽早使用骨盆带固定，甚至在院前就开始使用。

（2）如果 FAST 结果阴性而患者血流动力学不稳定，X 线摄片提示骨盆后环增宽或耻骨联合分离，可先行无创性的骨盆带固定，后续根据实际条件再考虑支架外固定。需要注意的是对于侧方压迫型损伤或耻骨支骨折，骨盆外固定有可能加重损伤。

（3）骨盆带外固定可采用普通的床单紧紧包裹后以大血管钳扣住或打结，也可使用专门的骨盆带。要以大转子为中心并包裹臀部，双膝靠拢并固定。骨盆带固定后应及时复查 X 线摄片，避免过度包扎导致骨折端错位。包扎的持续时间不超过 36 h，以防止损伤部位或骨性突出处的皮肤坏死。

2. 支架外固定

（1）外固定支架包括前环外固定架和 C 形钳（C-clamp）两类。前者用于固定骨盆前环的不稳定，常见的有耻骨联合分离、耻骨支骨折；后者适用于固定骨盆后环的不稳定，常见的有骶髂关节分离、骶骨骨折等。

（2）外固定支架作为一种可以快速完成的骨折外固定技术，适用于紧急情况下不稳定骨盆环损伤的临时性固定，对部分患者也可作为确定性的治疗选择，可以在急诊室或者手术室完成。

（五）腹膜外填塞/剖腹探查术

（1）腹膜外填塞作为血流动力学不稳定骨盆骨折多学科处理的综合措施之一，不仅对于静脉丛及骨折断端的止血效果确切，而且对于中小动脉损伤出血也有很好的止血效果。即使作为挽救性止血手段也有效，可以在没有条件进行血管栓塞时，或者血管栓塞后有继续出血时采用。

（2）腹膜外填塞可在急诊室床旁或者手术室进行。对于剖腹探查患者，可以直接进行填塞，使填塞物直接压迫髂内动脉分支与骶前静脉丛。对于非剖腹手术的患者，可在耻骨联合上方做直切口，用牵开器向外侧拉开膀胱，探查骨盆缘并徒手分离，避免撕裂髂血管和闭孔血管之间的分支。沿骨盆边缘尽可能深地依次填入三块大纱布：第一块纱布置于最深处，骶髂关节的下方；第二块置于骨盆窝的中部、第一块纱布的前方；第三块置于耻骨后方、膀胱外侧的间隙。在完成一边的填塞后，将膀胱拉向同侧，再填塞对侧。

（3）骨盆骨折合并腹腔脏器损伤的概率为 16%~55% 不等，如明确或者高度怀疑存在腹内脏器损伤（大出血或者空腔脏器损伤），需尽快送手术室进行剖腹探查。如果剖腹探查时考虑后腹膜血肿是动脉性大出血，应打开后腹膜进行探查。对未能发现明确大出血的血管而有持续出血者，可行双侧髂内动脉结扎，也是一种简单有效的控制出血的手段。如果髂内动脉结扎后仍未控制出血，还可行腹膜外填塞止血。

（4）如果腹膜外填塞止血有效，建议 48~72 h 去除纱布，如果纱布移除后又有持续出血则予重新填塞，并考虑行增强 CT 检查。

（六）血管造影/栓塞

（1）在排除非骨盆来源的出血后，骨盆骨折患者稳定骨盆和积极复苏成功后仍有血流动力学不稳定或进行性出血的征象，应考虑行骨盆血管造影/栓塞。

（2）大于 60 岁的严重骨盆骨折（翻书样、蝶样或垂直剪切型损伤）患者，不管血流动力学状况如何，均应考虑行骨盆血管造影/栓塞的可能性，情况允许可先行骨盆增强 CT 检查。

（3）对于符合指征的患者，应尽快开始血管造影和栓塞治疗。有研究提示在 1 h 内进行血管造影，能够明显改善预后。对于临床怀疑动脉性出血的骨盆骨折，如患者病情和 CT 检查的条件允许，可以先行增强 CT 检查，以帮助放射介入医师迅速找到最可能的出血部位，同时能够对其他部位的损伤进行有效评估。如果患者血流动力学极不稳定，应考虑在急诊室实施稳定骨盆和/或腹膜外填塞和/或主动脉球囊阻断，然后立即送导管室（详见图 1 的流程）。

（4）骨盆骨折造影。采用从非选择性—选择性—超选择性的方法，更有利于发现出血的动脉。针对出血动脉的栓塞，应遵循超选择性、跨越出血动脉和抵押宝出血动脉栓塞的原则，不提但是常规行双侧髂内动脉主栓塞。栓塞材料宜采用永久性的栓塞物。

（5）对于病情不稳定的患者，血管栓塞治疗后可以保留动脉导管鞘 24 h 以上，以备再次紧急造影和栓塞之需。

（6）骨盆骨折患者接受血管造影后无论是否进行栓塞治疗，在排除非骨盆来源的出血后仍有进行性出血的征象，应考虑再次血管造影和必要的栓塞。

（7）骨盆骨折血管造影与双侧栓塞似乎是安全的，很少有大的并发症。有报道发生臀部肌肉缺血坏死，长期制动和臀部直接创伤可能是原因，并非一定是血管栓塞直接所致。

（8）建议有条件的医院考虑在急诊室或紧邻抢救室设置专门的导管室，保证 24 h 能够随时提供急诊血管造影/栓塞的服务。理想的状况是建立创伤杂交手术室，可更有效地处理血流动力学不稳定的骨盆骨折。也可在普通导管室基础上升级改造，保证满足急诊手术的需要。

（9）对于没有条件开展包括血管造影和栓塞治疗的医院，针对血流动力学不稳定的骨盆骨折患者，应该在急诊处理流程中包括转院治疗的内容，对转院的指征、时机、风险和保障条件做出明确的规定。

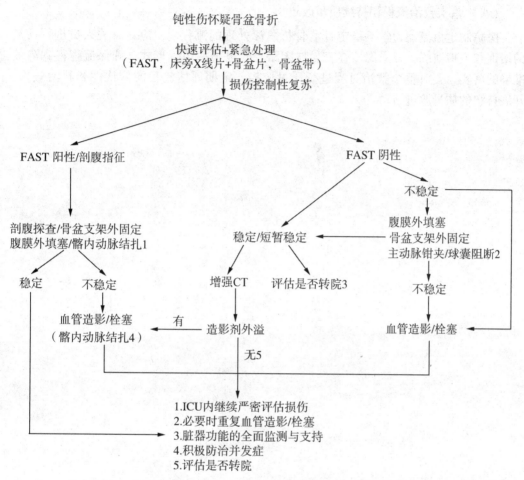

图 1 血流动力学不稳定骨盆骨折急诊处理流程

①髂内动脉结扎限于血流动力学不稳定且无血管造影／栓塞条件；②限于患者血流动力学极不稳定，作为血管造影／栓塞之前的临时措施；③结合转院的必要性（主要是当地无确定性止血的手段，如血管造影／栓塞）、可能性综合考虑；④未行开腹探查者，可考虑腹膜外填塞、骨盆外支架固定，髂内动脉结扎仅限于无其他资源时；⑤未行骨盆外支架固定者评估进行固定的必要性。

（七）主动脉球囊或钳夹阻断

（1）如果患者经过常规手段积极复苏后血流动力学仍然极不稳定，已经发生过或者濒临心跳骤停，或者作为转送手术室／导管室／CT 室前的保障手段，可考虑采用经皮穿刺腹主动脉球囊阻断。如果已经在进行开腹手术，可行腹主动脉钳夹阻断；或者紧急开胸手术，阻断降主动脉。

（2）主动脉球囊或钳夹阻断的时间原则上不超过 60 min，可作为临时的紧急方法，能最大限度地控制动脉性出血，为进一步的血管栓塞或手术止血、积极复苏创造机会，可以提高存活的可能。但有可能导致下肢缺血坏死，加重肾功能损害的严重并发症。

（八）落实救治流程和持续质量改进

医院制定血流动力学不稳定骨盆骨折急诊处理的流程后，应对有关人员进行反复的培训和模拟演练，并采用核查表、临床路径、电子病历等形式，确保流程得到高效准确的落实。要对整个救治过程进行质量监控，定期评估流程的依从性和救治效果，开展持续的质量改进活动。

十、美国东部创伤外科学会关于
骨盆骨折出血处理的指南（2011）

骨盆骨折导致的出血常见于钝性伤患者。2001 年美国东部创伤外科学会发布了相应的临床处理指南，并在 2011 年进行更新。基于证据的级别，推荐程度由强到弱依次为Ⅰ～Ⅲ级。

1. 哪些血流动力学不稳定骨盆骨折患者需要早期外固定？

（1）骨盆出血患者使用骨盆矫正装置（POD）似乎并没有限制血液丢失。（Ⅲ级）

（2）使用骨盆矫正装置能有效减少骨折移位，缩小骨盆容积。（Ⅲ级）

2. 哪些患者需要紧急血管造影？

（1）骨盆骨折患者有血流动力学不稳定或在排除非骨盆来源的出血后有进行性出血征象，应考虑行骨盆血管造影/栓塞。（Ⅰ级）

（2）骨盆 CT 发现静脉注射造影剂从动脉外渗，不管血流动力学状况，均需行骨盆血管造影和栓塞。（Ⅰ级）

（3）骨盆骨折患者接受骨盆血管造影后无论是否行栓塞，在排除非骨盆来源的出血后仍有进行性出血征象，应考虑再次行骨盆血管造影和必要的栓塞。（Ⅱ级）

（4）大于 60 岁的严重骨盆骨折（翻书样、蝶样或垂直剪切损伤）患者，不管血流动力学状况如何，均应考虑行骨盆血管造影。（Ⅱ级）

（5）尽管骨折类型不能预测是否有动脉损伤或是否需要血管造影，骨盆前环骨折更容易并发前方血管损伤，后环骨折更容易伴随后方血管损伤。（Ⅲ级）

（6）骨盆血管造影与双侧栓塞似乎是安全的，很少有大的并发症。已有报告在血流动力学不稳定患者中发生臀部肌肉缺血坏死，长期制动和臀部直接创伤也是可能的原因，并非一定是血管造影栓塞的直接并发症。（Ⅲ级）

（7）双侧髂内动脉栓塞治疗似乎并不影响男性的性功能。（Ⅲ级）

3. 排除腹内出血最好的检查是什么？

（1）对于骨盆骨折患者，针对创伤的超声重点评估（FAST）的敏感性不足以排除腹腔内出血。（Ⅰ级）

（2）对于生命体征不平稳的骨盆骨折患者，提示需要剖腹止血上，FAST 有足够的特异性。（Ⅰ级）

（3）对于血流动力学不稳定的患者，诊断性腹腔穿刺（DP）/诊断性腹腔灌洗（DPL）是排除腹腔内出血的最好手段。（Ⅱ级）

（4）对于血流动力学稳定的骨盆骨折患者，不论 FAST 结果如何，均建议行腹部和

骨盆增强 CT 检查，以评估腹腔内出血。（Ⅱ级）

4. 有能够预测出血的影像学征象吗？

（1）骨盆 X 线片显示的骨折类型不能单独地预测死亡、出血或是否需要血管造影。（Ⅱ级）

（2）存在血肿及其位置并不能预测，或排除血管造影和栓塞的需要。（Ⅱ级）

（3）CT 是排除骨盆出血的很好筛查工具。（Ⅱ级）

（4）CT 上未见造影剂外溢并不总能排除活动性出血。（Ⅱ级）

（5）骨盆的血肿体积>500 cm³ 时动脉损伤的可能性增加，需要血管造影。（Ⅱ级）

（6）孤立的髋臼骨折和骨盆环骨折一样可能需要血管造影。（Ⅲ级）

（7）如果需要行逆行尿道膀胱造影检查，应该在静注造影剂的 CT 检查之后。（Ⅲ级）

5. 无创临时外固定装置的作用如何？

（1）临时骨盆带（TPBs）有明确的稳定骨折和减少骨盆容积的作用，还能有效地复位不稳定骨盆骨折。（Ⅲ级）

（2）TPBs 可以限制骨盆出血，但似乎不影响病死率。（Ⅲ级）

（3）在控制出血方面，TPBs 和紧急的骨盆外固定支架同样有效或甚至效果更好。（Ⅲ级）

6. 哪些患者需要进行腹膜后填塞？

（1）腹膜后盆腔填塞作为血管造影栓塞后的补救技术，能有效控制出血。（Ⅲ级）

（2）腹膜后盆腔填塞作为骨盆骨折出血多学科处理的临床路径（包括 T-POD/ C 形钳）内容之一，能有效控制出血。（Ⅲ级）

来源：中华急诊医学杂志　2012（09）：960-961.

赵光锋，张茂编译自 J Trauma，2011，71（6）：1 850-1 868.

十一、急性跟腱断裂循证临床诊疗指南

中国医师协会骨科医师分会

跟腱是人体内最粗、最强大的肌腱，长约 15 cm，位于小腿下段后方，连接小腿三头肌和跟骨，主要功能是负责踝关节的跖屈，对于行走、跑步、跳跃等动作的完成起着重要作用。跟腱断裂是指各种原因导致的跟腱组织连续性中断，是一种常见的肌腱损伤类型，好发于男性运动者，特别是经常从事体育锻炼的成年人。根据受伤时间，跟腱断裂分为急性、亚急性和慢性跟腱断裂，急性跟腱断裂是指损伤在 2 周内的跟腱断裂；根据断裂的程度，分为不完全断裂和完全断裂；根据断端是否与外界相通，分为开放性断裂和闭合性断裂。本指南所指的急性跟腱断裂仅限于发生在跟腱中段附近的闭合性、完全性断裂。

美国骨科医师协会（American Academy of Orthopaedic Surgeons，AAOS）于 2009 年 12 月 4 日发布了《急性跟腱断裂诊疗指南》，至今已有 5 年余。该指南对于规范急性跟腱断裂的诊疗意义重大。但由于循证临床指南的固有特性，决定了应对其进行定期修订。与此同时，我国急性跟腱断裂的诊疗水平参差不齐，临床工作的诊疗行为有待规范。因此，中国医师协会骨科医师分会（Chinese Association of Orthopaedic Surgeons，CAOS）参照 AAOS 发布的指南和检索近 5 年的相关文献，结合我国临床工作实际情况，特制定本指南。

（一）方法

工作组人员首先详细研读 AAOS 在 2009 年发布的《急性跟腱断裂诊疗指南》内容，如文献纳入标准、结果分析、文献检索、数据提取、确定文献的证据级别、推荐条目强度分级的具体确定方法和过程，结合 CAOS 的相关要求，拟订工作计划。

1. 检索方法

我们检索的英文数据库是 PubMed，检索的时间范围为 2009 年 6 月 1 日至 2015 年 2 月 28 日；检索两个中文数据库：中国生物医学文献数据库和维普中文科技期刊数据库，包含检索时间范围内的所有文献。在核心专家组的建议下，本指南添加了 3 个推荐条目，并对这 3 个条目进行了相关检索。检索获得文献 1 093 篇。

2. 文献筛选

整个文献筛选过程包括 3 个阶段：题目排除、摘要排除、全文排除。其中，题目排除阶段排除 155 篇，纳入 938 篇；摘要排除阶段排除 642 篇，纳入 296 篇；全文排除阶段排除 273 篇，最后纳入 23 篇。

3. 文献结果分析和证据级别分级

为了确保所获得的结果来源于文献，而不是作者的主观结论，我们对纳入的文献进行了数据提取，提取方法和内容与 AAOS 的方法一致。1 篇文献中常报道多个结果，我们提取文献中能直接反映干预措施效果的"患者来源的结果"，如疼痛和生活质量。如果没有患者来源的结果，则采用"替代结果"，即能反映患者感觉、功能等情况的其他实验室和辅助检查数据。完成随访人数的比例会影响文献的证据分级。

我们评估的是每个研究中不同时间点上每个结果的证据质量，而非简单评估该研究的整体证据质量。我们参照 Grading of Recommendations，Assessment，Development and Evaluation（GRADE）工作组和其他工作组的相关方法来评估研究证据的质量。

结合研究设计和其他证据特征综合判定研究的证据级别（表 1），使我们确定的证据质量级别更符合真实情况。结合证据级别和质量能明确一个研究结果的可信度。因此，我们将 I 级证据描述为该研究结果的可信度高，而 II、III 级表示该研究结果的可信度为中等，IV、V 级表示该研究结果的可信度为低等。

表 1　文献研究的证据级别

证据级别	研究设计类型
I 级	随机对照研究
II 级	前瞻性非随机对照研究
III 级	回顾性队列研究
IV 级	病例系列研究
V 级	专家共识

4. 确定推荐条目的推荐强度

推荐的强度代表了一个推荐条目的可信度。同时，推荐强度也代表了其将来被新出现的证据所改写的可能性。与确定研究的证据级别不同，推荐强度要考虑有效证据的数量、质量和适用性，还要权衡治疗和诊断步骤的利弊，以及治疗效果的等级，从而形成最终推荐强度。具体推荐强度描述与 AAOS 的相同（表 2），CAOS 的推荐分级为 1~5 级，与 AAOS 推荐分级相对应。

表 2　中国医师协会骨科医师分会对文献的推荐强度描述

描述分级（CAOS 分级）	证据强度描述	应用意义
强烈推荐（1 级）	基于两个或两个以上有一致发现的高质量研究支持或反对进行干预的证据。强烈推荐意味着积极干预的好处明显超过其潜在的危害，或者在强烈反对推荐中，干预的潜在危害明显超过其好处，且支持证据的强度高	医师应遵循强烈推荐干预，除非另一种具有明确令人信服的理论依据的建议方法存在

续表

描述分级 （CAOS 分级）	证据强度描述	应用意义
中等推荐 （2 级）	基于两个或两个以上有一致发现的中等质量研究或者仅一个高质量研究的证据支持或反对干预。一条中等的推荐意味着益处超过潜在的害处（或者就否定性推荐来说，潜在的害处明显超过了益处），但是支持证据的级别并不是非常高	一般来说，医师应当依从中等推荐，但应保持对新信息的觉察和对患者取向的敏感
有限推荐 （3 级）	基于两个或两个以上有一致发现的低质量研究或者单个中等质量研究的证据不确定支持或者反对干预或诊断。一条有限推荐意味着现有支持证据的质量不足信，或者意味着质量较好的研究显示一个干预并不比另一个干预有明显的优势	医师应该谨慎决定是否依从有限推荐，应该学习判断和察觉不断出现的报道证据的文献。患者的取向应该有潜在的影响作用
非结论性推荐 （4 级）	基于单个低质量的研究或者互相矛盾的证据不能做出支持或者反对干预的建议。一条非结论性的推荐意味着缺乏必需的证据，从而导致干预的利弊之间的平衡不清晰	医师应该审慎决定是否依从非结论性推荐，应该学习鉴别和觉察以后将会出现的能够澄清利弊平衡的文献证据。患者的取向应该有潜在的影响作用
共识性推荐 （5 级）	由于缺乏支持证据，因而要求工作组基于专家共识，权衡治疗的潜在利弊以拟定此推荐条目。一条共识性推荐是指尽管没有符合本指南系统性综述纳入标准的实验证据，但专家组的意见支持此条指南推荐	尽管共识性推荐可能设定了供选方案的范围，但医师应酌情决定是否依从共识性推荐。患者取向应该有潜在的影响作用

（二）急性跟腱断裂诊断方面的推荐条目及其推荐强度

推荐条目 1

当缺乏可信证据时，工作组的意见是详细询问病史和详细体检。急性跟腱断裂的体格检查应包括下述两项或两项以上的检查项目（推荐强度：5 级）。

（1）Thompson 试验（Simmonds 挤压试验）。

（2）踝跖屈力量减弱。

（3）触诊皮下存在空隙（缺损或失形）。

（4）轻微用力可使踝关节背屈被动活动增加。

推荐条目 2

我们不支持或不反对常规应用 MRI、超声、放射摄影（X 线）检查确诊急性跟腱断裂（推荐强度：4 级）。

（三）急性跟腱断裂治疗方面的推荐条目及其推荐强度

推荐条目 3

非手术治疗对于所有急性跟腱断裂患者是一个选择（推荐强度：3 级）。

推荐条目 4

对于接受过保守治疗的患者，我们不支持或不反对立即使用功能性支具（推荐强度：4 级）。

推荐条目 5

手术治疗是急性跟腱断裂患者的一个选择（推荐强度：3 级）。

推荐条目 6

因为尚无可靠的证据，工作组的意见是：尽管手术治疗是一个选择，但对于以下情况应该谨慎使用：糖尿病、神经性病变和免疫缺陷状态、65 岁以上、久坐的生活方式、肥胖（体重指数>30 kg/m²）、外周血管疾病、局部或系统皮肤病（推荐强度：5级）。

推荐条目 7

对于准备接受手术治疗的急性跟腱断裂患者，我们不推荐或不反对术前制动或限制负重（推荐强度：4 级）。

推荐条目 8

开放、有限切开、经皮技术是治疗急性跟腱断裂患者的选择（推荐强度：3 级）。

推荐条目 9

我们不支持或不反对在手术治疗急性跟腱断裂时使用同种异体移植物、自体移植物、异种移植物、合成组织移植物或生物材料（推荐强度：4 级）。

推荐条目 10

我们不支持或不反对对急性跟腱断裂患者使用抗血栓治疗（推荐强度：4 级）。

推荐条目 17（CAOS 足踝工作委员会核心专家组添加的推荐条目）

Kessler、Bunnell、Krackow 缝合法是急性跟腱断裂手术可供选择的缝合方式（推荐强度：5 级）。

推荐条目 19（CAOS 足踝工作委员会核心专家组添加的推荐条目）

内镜辅助下缝合是治疗急性跟腱断裂的一种微创手术方式选择（推荐强度：3级）。

（四）急性跟腱断裂术后处理方面的推荐条目及其推荐强度

推荐条目 11

我们建议接受过手术治疗的急性跟腱断裂患者术后早期（2 周内）借助支具进行保护性负重练习（包括限制性背伸活动）（推荐强度：2 级）。

推荐条目 12

我们建议术后 2~4 周借助保护性支具活动（推荐强度：2 级）。

推荐条目 13

我们不支持或不反对急性跟腱断裂患者术后接受物理治疗（推荐强度：4 级）。

推荐条目 14

急性跟腱断裂患者无论接受哪种类型治疗，我们都无法对其后期恢复日常活动的时间做出推荐（推荐强度：4 级）。

推荐条目 15

对于从事体育运动的患者，在急性跟腱断裂术后 3~6 个月恢复运动是一个选择（推荐强度：4 级）。

推荐条目 16

对于接受保守治疗的急性跟腱断裂患者，我们无法对患者恢复体育运动的具体时间做出推荐（推荐强度：4 级）。

推荐条目 18（CAOS 足踝工作委员会核心专家组添加的推荐条目）

对于接受保守或手术治疗的急性跟腱断裂患者，我们不支持或不反对患者接受中西医结合康复治疗（推荐强度：4 级）。

总之，我们运用循证医学方法总结分析了过去 5 年的文献，认为 AAOS 原有的 16 个推荐条目的内容和推荐强度等级无须修改。此外，编辑委员会核心专家组成员基于中国实际，在急性跟腱断裂的治疗和术后处理方面添加了 3 个推荐条目。我们通过同样的循证医学方法，纳入相应的文献，对其进行综合分析后，确定了这 3 个条目的推荐强度等级。

本指南可作为医师参考和学习的工具，但考虑到医学的复杂性，建议不能将其作为绝对标准，更不具备法律效力。其中的原则也是灵活的，具体诊疗方案应根据患者的实际情况来制定。

来源：中华外科杂志，2015，53（08）：561-563.

十二、2014 AAOS 指南：老年髋部骨折治疗

（一）免责声明

本临床实践指南中由 AAOS 医师志愿者工作组根据现有科研和临床研究的系统性回顾而制定。本临床实践指南并非一个固定的诊疗方案，部分患者需根据具体情况进行适当的调整。临床中患者病情未必和临床试验中的情况完全一致。临床医师应根据患者个体情况对其诊疗进行独立的判断。

（二）总则

本临床实践指南基于目前已发表的关于 65 岁以上患者髋部骨折治疗的系统性回顾而制定。除了推荐的临床实践以外，指南中也提到了文献及所在地区本身的局限性，这有待于将来的进一步研究。

本指南适用于所有参与老年髋部骨折治疗的内科、外科执业医师阅读，指南中的部分信息也可供相关实践指南的制定者及决策者参考。

（三）目标读者

本指南可供治疗老年髋部骨折的骨科医师及内科医师参考。这里提及的骨科医师是指已完成医学训练、具备骨科住院医师资格的医师，部分医师可能已完成了亚专科训练。保险人、政府部门及卫生政策制定者也可从该指南中获得最新的临床证据。该指南同时还适合成年医学的基层医师、老年病医师、成年医学专科医院、物理治疗医师、职业病医师、护理人员、助理医师、急诊医师及其他经治该类患者的医疗专业人员阅读。

（四）指南内容

髋部骨折的治疗方式的确定应建立在患者及其代理人就所有可行的治疗方案和医师充分讨论的基础上。只有患者和／或其代理人获知可行的治疗方案并就此和医师进行讨论之后，才可以做出最后决定。医师则可结合其保守治疗及外科手术的经验来帮助患者选择最合适的治疗方案。

1. 高级影像检查

疑似髋关节骨折的病例在初步 X 线检查未见异常时应进一步行 MRI 检查。

推荐强度：中等。

2. 术前区域镇痛

区域镇痛可以改善髋部骨折患者的术前疼痛。

推荐强度：强烈。

3. 术前牵引

不支持对髋部骨折的病例常规行术前牵引。

推荐强度：中等。

4. 手术时机

髋部骨折在入院 48 h 内手术有利于获得更好的结果。

推荐强度：中等。

5. 阿司匹林和氯吡格雷

对服用阿司匹林和/或氯吡格雷的髋部骨折患者无须延迟手术。

推荐强度：有限。

6. 麻醉

髋部骨折手术的患者行全身麻醉或脊髓麻醉效果相似。

推荐强度：强烈。

7. 稳定的股骨颈骨折

稳定的（非移位）股骨颈骨折应行手术内固定。

推荐强度：中度。

8. 移位性股骨颈骨折

不稳定（移位）的股骨颈骨折应行人工关节置换术。

推荐强度：强烈。

9. 单极还是双极

单极和双极人工股骨头置换在治疗非稳定（移位性）股骨颈骨折时效果相似。

推荐强度：中等。

10. 半髋还是全髋

合适的不稳定（移位性）股骨颈骨折患者选择全髋关节置换更有利。

推荐强度：中等。

11. 骨水泥型股骨柄

股骨颈骨折行关节置换的患者优先选择骨水泥型股骨柄。

推荐强度：中等。

12. 手术入路

移位性股骨颈骨折行髋关节置换选择后侧入路脱位率更高。

推荐强度：中等。

13. 稳定的转子间骨折

稳定的转子间骨折可使用髋关节滑动螺钉或近端髓内钉。

推荐强度：中等。

14. 转子下骨折或反斜行骨折

转子下骨折或反斜行骨折可使用近端髓内钉。

推荐强度：强烈。

15. 不稳定转子间骨折

不稳定转子间骨折可使用近端髓内钉。

推荐强度：中等。

16. 静脉血栓的预防

髋关节骨折患者需要预防静脉血栓栓塞。

推荐强度：中等。

17. 输血的临界值

髋部骨折术后无症状贫血的输血临界值为 8 g/dL 以下。

推荐强度：强烈。

18. 物理职能治疗

在整个恢复过程中（包括家中）处于监督下的物理职能治疗可改善功能并防止摔倒。

推荐强度：中等。

19. 强化物理治疗

强化的家庭物理治疗可改善功能结果。

推荐强度：强烈。

20. 营养

可能存在营养缺陷的患者添加营养可改善功能结果，减少死亡率，因此应对患者营养状况进行评估。

推荐强度：中等。

21. 多学科治疗

多学科协作可使髋部骨折的轻中度痴呆症获得更好的功能。

推荐强度：强烈。

22. 术后多模式镇痛

髋部骨折术后应行多模式镇痛。

推荐强度：强烈。

23. 钙和维生素 D

髋关节骨折术后可补充维生素 D 和钙。

推荐强度：中等。

24. 监测

术前监测血清白蛋白和肌酐的水平来评估髋部骨折的风险。

推荐强度：有限。

25. 骨质疏松的评估和治疗

髋关节骨折后应对骨质疏松的情况进行评估和治疗。

推荐强度：中等。

十三、髋部骨折治疗指南

髋部骨折占成人全身骨折的 7.01%；65 岁以上的老年人中，髋部骨折占全身骨折的 23.79%。我国已进入老龄化社会，据推测到 2020 年我国用于髋部骨折的医疗费用将达 600 亿美元，到 2040 年约需 2 400 亿美元。老年人的髋部骨折常因处置不当，只有 30% 的患者能恢复到伤前的生活状态，给患者家庭和社会造成沉重的经济负担。

为了详细阐述原文观点，本文援引了推荐等级，包括 4 级。

A 级：至少一项 Meta 分析、系统分析或随机对照试验研究的 1++ 级证据，且直接适用于目标人群；或一系列以 1+ 级为主的研究证据，直接适用于目标人群，且显示出总体结果的一致性。

B 级：一系列 2++ 级的研究证据，直接适用于目标人群，且显示出总体结果的一致性；或由 1++ 级或 1+ 级研究证据推断的证据。

C 级：一系列 2+ 级的研究，直接适用于目标人群，且显示出总体结果的一致性；或由 2++ 级研究证据推断的证据。

D 级：3 或 4 级研究证据；或由 2+ 级研究证据推断的证据。

（一）从院前救治到急诊室处理

SIGN 指南制定了详细的院前处理规范：对于有髋部受伤史、髋部疼痛和患肢短缩或旋转畸形的患者，应高度怀疑髋部骨折，并尽快运送至医院。同时采集相关的信息，如患者受伤史、疾病及治疗史、伤前肢体功能和认知水平等。转运途中可视情况给予镇痛治疗，并注意预防压疮。如运送需较长时间，可考虑留置尿管。

对怀疑髋部骨折的患者，应在进入急诊室 1 h 内对患者进行评估，并在 2 h 内将其收入院（D 级）。国内急救网络与欧美发达国家尚存在一定差距，欧美发达国家创伤发生后平均 5 min 左右救护车即可到达现场，我国经济发达的上海市的平均到达时间则为 15 min，30 min 后才能到达现场的省份占很大比例；因此，伤后 2 h 内收入院的诊疗目标在国内并不现实。

评估内容包括：压疮风险、营养状况、水和电解质平衡、疼痛、体温、内科并发症、精神状态、伤前活动度和功能等（D 级），给予对症处理并进行影像学检查（X 线、CT 或 MRI 扫描）。

（二）术前准备

1. 手术时机

SIGN 指南提出要尽早手术，NICE 和 NHMRC 指南推荐手术时机为 36 h 内，AAOS

指南推荐48 h内。总之，如患者内科条件允许，应尽早（入院当天或第2天）手术。早期手术可减轻患者疼痛，尽早进行功能锻炼，可降低术后并发症发生的风险。48 h以后手术的患者出现并发症的概率是早期手术的2倍以上，并发症主要包括压疮、肺部感染、泌尿系统感染、深静脉血栓形成和肺栓塞等。此外，手术时机也影响患者的预期生存率，1篇Meta分析报道48 h后手术的患者术后30 d和术后1年病死率比48 h内手术患者分别增加41%和32%。

术前内科并发症较多的患者术后并发症的发生率较高。因此，应尽早明确诊断相关并发症，并积极对症治疗。对于短期内可纠正的内科并发症，如贫血、高血压、低蛋白血症、凝血功能障碍、血容量不足、电解质紊乱、糖尿病、心力衰竭、心律失常等，可酌情推迟手术时间，通过补充血容量纠正贫血、控制血压、纠正凝血功能障碍和电解质紊乱、调节血糖、控制心力衰竭等治疗改善患者的一般情况，为早期手术创造条件。

NHMRC和SIGN指南同时指出，服用抗血小板聚集药物的患者可不推迟手术。对于常规服用华法林抗凝的患者，术前停用华法林，联合静脉或肌内注射维生素K（1.0～2.5 mg）以减弱华法林的抗凝作用（B）；不推荐首选新鲜冰冻血浆，因其会产生多种不良反应，如感染、过敏、急性肺损伤和溶血等。

2. 术前牵引

NHMRC、SIGN和AAOS指南均不建议术前常规应用皮牵引或骨牵引（A级），多篇文献指出，术前牵引不能减轻疼痛或减少麻醉药物用量，且会造成牵引处疼痛。目前国内未达成共识，一般做法是，对于24 h内不能完成手术的患者应给予皮牵引，48 h内不能完成手术的给予骨牵引。

3. 术前预防压疮

所有患者原则上均应使用防压疮垫（A级），但大部分基层医院缺乏相关设施，因此医生应根据实际情况尽量应用防压疮垫并进行规范的防压疮护理。

4. 吸氧

所有患者应在入院至术后48 h评估血氧状态，必要时给予吸氧（B级）。NHMRC指南建议：无论血氧状态如何，术后12 h内均应吸氧，12 h后根据血氧状态决定是否继续吸氧。

5. 预防深静脉血栓形成

髋部骨折术后发生血栓的风险较高。有文献报道，即使进行了药物预防仍有1.34%的患者发生了深静脉血栓形成，尤其是老年患者可发生伴有或不伴有临床症状的深静脉血栓形成及肺栓塞。SIGN指南推荐髋部骨折术后6 h应用磺达肝癸钠预防深静脉血栓形成（A级），连续使用28 d，有禁忌证除外。我国2012年《中国骨科创伤患者围手术期静脉血栓栓塞症预防的专家共识》针对髋部骨折手术血栓的预防制定了具体方案（以下药物选择一种使用）。

（1）Xa因子抑制剂：间接Xa因子抑制剂（磺达肝癸钠）术后6～24 h后（对于延迟拔除硬膜外腔导管的患者，应在拔管2～4 h后）应用；口服直接Xa因子抑制剂（利伐沙班）：术后6～10 h后（对于延迟拔除硬膜外腔导管的患者，应在拔管6～10 h后）

应用。

（2）低分子肝素：住院后开始应用常规剂量至手术前12 h停用，术后12 h后（对于延迟拔除硬膜外腔导管的患者，应在拔管2~4 h后）继续应用。

（3）维生素K拮抗剂：硬膜外麻醉手术前不建议使用；术后使用时应监测国际标准化比值，目标为2.5，范围控制在2.0~3.0。

（4）阿司匹林：应用阿司匹林预防血栓的作用尚有争议，不建议单独应用阿司匹林进行预防；推荐药物预防的时间为10~35 d。

对于蛛网膜下腔麻醉患者，术前不建议使用磺达肝癸钠，因其会引起椎管内血肿。不推荐术后单独应用肝素预防血栓（D级）。如患者有抗凝禁忌证，应采取物理预防（足底泵、梯度加压弹力袜）。

6. 镇痛

术前和术后都应充分镇痛，并将镇痛纳入护理工作。NICE指南也提到给予患者足量镇痛药物以利于进行各项检查、配合护理及康复锻炼。无禁忌证者，术前和术后每6小时口服对乙酰氨基酚，效果欠佳者可服用阿片类药物，疼痛依然不缓解者，可考虑行神经阻滞，不推荐使用非甾体类抗炎药。NHMRC指南提到三合一股神经阻滞（股神经、股外侧皮神经、闭孔神经）可用于髋部骨折患者的术前镇痛（A级）和术后镇痛（A级）。

7. 预防性使用抗生素

SIGN和NHMRC指南均支持对所有患者预防性使用抗生素（A级）。Meta分析文献指出，术前预防性应用抗生素能明显减少切口周围感染、表浅及深部感染，还可减少泌尿系统感染，但不能降低病死率。NHMRC指南同时提到无证据证明延长使用抗生素时间有益于预防感染，亦无证据表明局部应用抗生素能减少伤口感染（C级）。SIGN抗生素使用指南建议在手术前60 min内静脉滴注抗生素（万古霉素应在术前90 min内应用）。对于关节置换者，术中联合使用混有抗生素的骨水泥与单纯静脉应用抗生素相比，其术后再手术率、无菌性松动率和感染率均较低。目前国内尚无此方面共识，我们一般在术前30 min静脉滴注抗生素，术后给予1~2 d。

8. 营养支持

NHMRC和AAOS指南均推荐应对所有患者进行营养状况评估，给予必要的营养支持（B级），AAOS指南提出对髋部骨折术后患者进行营养支持能改善患者营养状态，降低病死率，营养不良则会显著增加术后伤口感染等并发症的发生率。因此，所有患者应进行营养状态评估，必要时给予蛋白和其他能量营养液能促进患者康复，降低并发症发生率和病死率。

（三）手术过程

1. 麻醉类型

髋部骨折手术麻醉方式包括蛛网膜下腔麻醉和全身麻醉，尚无证据表明两种麻醉方式在病死率上有明显差异，AAOS指南指出两种麻醉方式应用于髋部骨折手术的效果无明显差异。文献报道蛛网膜下腔麻醉患者术后谵妄的发生率稍低于全身麻醉患者。NHMRC指南指出患者应避免使用全身麻醉，以减少术后谵妄的发生（A级），尤其对于老年人，由于全身麻醉术后往往出现痰液增多或排痰困难，需雾化吸入，因此不建议全身麻醉。SIGN指南推荐使用蛛网膜下腔麻醉或硬膜外麻醉方式，NICE指南推荐术中采用神经阻滞作为辅助手段，以减少阿片类或其他镇痛药物的用量及不良反应。

单纯应用阿司匹林或氯吡格雷抗血小板聚集治疗不会造成椎管内血肿，但与肝素或华法林合用时可导致椎管内血肿，因此，对于联合应用抗血小板药物的患者应避免使用蛛网膜下腔麻醉或硬膜外麻醉。

2. 手术方式

根据骨折部位与关节囊的关系，髋部骨折可分为囊内骨折和囊外骨折，囊内骨折包括股骨颈头下骨折和经颈型骨折，囊外骨折包括股骨颈基底骨折、转子间骨折和转子下骨折。无论采用何种手术，应尽量采用微创方法并缩短手术时间，尤其对于老年患者，可减少软组织损伤、失血量和手术并发症。

（1）无移位的囊内骨折：应选择内固定手术治疗（A级），手术治疗允许患者术后早期锻炼并预防骨折移位。X线片上显示成人股骨颈不全骨折或嵌插骨折（Gardon I型）的患者，亦应及早采用空心螺钉内固定。我们的研究证明，成人不存在股骨颈不全骨折，X线片上显示股骨颈不全骨折（Gardon I型）的，实际为完全骨折无移位，需采用空心螺钉行内固定。

（2）移位的囊内骨折：移位的囊内骨折可选择关节置换或内固定手术（A级）。半髋关节置换（股骨头置换）相对于内固定来说，手术创伤大，但术后假体固定失败率和再手术率低。文献报道内固定和半髋关节置换的再手术率分别为17%～36%和5%～18%，老年患者及女性患者的再手术率较高。半髋关节置换短期（3～5年）疗效良好，预期寿命较长的患者更适合采用全髋关节置换。因此，在决定手术入路或假体选择时应综合考虑骨折类型、年龄、伤前功能、伤前精神状态及骨与关节情况。我们对患者年龄、骨折类型、骨密度、日常活动能力和内科并发症进行赋分，以总分代表对患者的整体评估，据此选择不同的手术方式。一般而言，年轻患者或功能状态好且身体条件允许的患者应行内固定术；活动能力下降、预期寿命短的老年患者，应选择半髋置换。目前临床上广泛应用的标准为年龄<70岁的关节囊内移位骨折患者首先选择复位内固定治疗，≥70岁的老年患者优先选择行关节置换治疗以减少并发症。内固定术后并发症取决于骨折类型、复位质量及固定方式，临床中常常见到股骨颈骨折患者因骨折断端相互嵌插，导致手法复位失败。我们将此类骨折定义为"难复位性股骨颈骨折"，即经过3次手法整复，仍不能获得理想复位的股骨颈骨折。对于此类骨折，传统采用切开复位内固定进行治疗，但其创伤大、出血多，且易损伤股骨头血供。

半髋关节置换假体可选用单动头型或双动头型，无证据表明二者孰优孰劣。应用骨水泥型假体可能出现术中并发症，但可采用髓腔灌洗等新技术避免，生物型假体柄可能会造成大腿疼痛并影响功能。SIGN指南建议半髋置换可应用骨水泥型假体，尤其对于患有骨质疏松的老年患者，患有心肺系统并发症者除外（C级）。半髋置换治疗囊内髋部骨折可采用前侧入路或后侧入路，SIGN和AAOS指南均推荐使用前侧入路行半髋关节置换（C级），因为后侧入路假体脱位或下肢深静脉血栓的发生率较高，但前侧入路手术时间较长、出血更多、感染风险更高，术者应选择自己更熟悉的入路为佳。

一篇 Meta 分析指出，75~80 岁伤前关节活动好的髋部骨折患者行全髋关节置换的疗效优于半髋关节置换，主要是由于半髋关节置换会产生髋臼磨损。然而合并痴呆的患者不适合做全髋关节置换，该类患者假体脱位率较高。尽管全髋关节置换手术时间比半髋关节置换长，但效果更好。此外，全髋关节置换可作为内固定手术失败后的备选方法。SIGN 指南建议对于既往患有关节疾病、活动度中等偏上或有一定预期寿命的患者，应首选全髋关节置换（A 级）。

（3）转子间骨折（关节囊外髋部骨折）：转子间骨折不宜保守治疗，老年患者保守治疗致残率和病死率很高，手术治疗可降低致残率和病死率，缩短住院时间，有助于康复锻炼。SIGN 指南建议所有转子间骨折均应行手术治疗，合并内科禁忌证除外（B 级）。常见的禁忌证包括不能控制的患肢深静脉血栓形成、手术部位或全身感染、严重器官功能不全等。

治疗转子间骨折的手术方法包括髓外固定和髓内固定，手术方法的选择仍存争议。对于转子间两部分骨折（AO/OTA31-A1 型），动力髋螺钉和髓内钉的术后 1 年内再手术率分别为 2.4% 和 4.2%，术后 3 年内再手术率为 4.5% 和 7.1%，但是该研究所纳入的髓内钉均为早期设计的髓内钉。对于稳定的转子间骨折，可使用动力髋螺钉固定。髓内钉具有生物力学性能好、微创植入等优点，且并发症发生率较低，适用于所有转子间骨折（A 级），尤其是逆转子间骨折、横行骨折和转子下骨折（A 级）。

3. 切口处理

NHMRC 指南不建议常规放置引流，如果放置引流，应尽早拔除（一般为术后 24 h）（A 级）。缝合切口应用可吸收线，其切口并发症发生率要低于金属钉缝合。

（四）术后处理

（1）术后镇痛：充分镇痛可有效降低患者出现心血管系统、呼吸系统、消化系统疾病和精神问题等各种并发症的风险，也有益于患者早期康复锻炼，早期出院。

（2）吸氧：低氧血症的患者需吸氧（C 级），SIGN 指南建议术后 6~24 h 常规吸氧，有低氧血症者持续吸氧（C 级）。

（3）维持水和电解质平衡与严格的容量管理：要监测并及时纠正可能存在的水和电解质紊乱，尤其对于老年患者（B 级）。保证重要器官灌注的同时要避免补液过度引起的心力衰竭。这种医源性心力衰竭在临床中并不少见，因此，补液时要注意总量控制和速度控制。

（4）术后输血：SIGN 和 AAOS 指南均指出，血红蛋白≥80 g/L、无贫血症状的患者可不予输血（B 级）。国内尚无这方面的循证医学证据，但在临床实践中我们以血红蛋白 90 g/L 为临界值，需要注意，对此类患者应少量多次输血，避免一次输血过多造成心力衰竭和肺水肿，有条件者可输新鲜全血以增加抵抗力。

（5）导尿：避免长期留置导尿管，建议术后尽早拔出导尿管，否则会增加尿路感染的风险（B 级）。

（6）营养状态：所有患者都应进行营养状态评估，必要时给予能量补充（B 级）。应用蛋白和其他能量营养液能改善患者一般情况，尽量应用肠内营养，促进患者康复，减少并发症，降低病死率。

（7）减少术后谵妄：SIGN 指南指出对于术后谵妄的患者需注意其血氧饱和度、血压、营养状况等，早期锻炼、处理各种并发症会减少术后谵妄的发生（B 级）。NHMRC指南指出预防性应用低剂量的氟哌啶醇能减轻谵妄发作的严重程度，缩短发作时间和住院天数。

（五）术后康复

SIGN 指南定义康复的目标是：尽快恢复到患者伤前的活动水平。在患者全身状态允许情况下，应于术后 6 h 内开始康复锻炼，快速康复，并由多学科康复小组提供帮助。早期康复锻炼可减少压疮或深静脉血栓形成的发生。助行器辅助能加快术后恢复，缩短住院时间（B 级）。可将上肢的有氧训练增加到患者的康复计划内，增加患者对氧的适应和利用（B 级），患者出院回家后要负重练习，增强平衡能力（B 级）。医生指导下的院外康复锻炼更有助于提高身体功能和生活质量。

来源：中华外科杂志 . 2015，53（1）：57-62.

十四、AAOS：桡骨远端骨折治疗指南

摘要

基于对成人桡骨远端骨折治疗公开发表的文献进行的系统性回顾分析制定本临床指南。工作组所制定的 29 项推荐中无一被判定为"强烈推荐"，大多数均为"不确定"或"专家共识"，另有 7 项的推荐等级为"弱"；其余 5 项的推荐等级为"中度推荐"。

相关治疗措施包括：对于手法复位后桡骨短缩 >3 mm、关节面向背侧倾斜 >10°或关节内骨折明显移位或台阶>2 mm 的病例采用手术治疗而非石膏固定；非手术治疗时应对骨折进行牢固固定而不应以可拆卸夹板固定；手法复位后摄腕关节侧位 X 线片以判断下尺桡关节的背侧排列情况；牢固固定后早期开始腕关节活动；辅以维生素 C 治疗，防止发生与受伤程度不相符的疼痛。

（一）概述及本指南的制定策略

桡骨远端骨折治疗的临床指南于 2009 年 12 月 4 日得到美国骨科医师学会（American Academy of Orthopaedic Surgeons，AAOS）的批准而正式发布。

制定该临床指南的目的在于以当前最好的证据资料为指导来帮助提高对这种损伤的治疗效果。当今的循证医学实践标准要求医师在临床上要基于可以获得的最佳证据来做出相关决策。

为了达到这个目的，本临床指南包括了一系列对当前有关成人桡骨远端骨折治疗的公开发表文献资料的系统性回顾分析。这些系统性回顾分析是在 2008 年 7 月至 2009 年 6 月之间开展的，明确指出了目前已经有了哪些良好的证据，还存在哪些不足，以后的研究中需要更加关注哪些方面的问题，从而提高成人桡骨远端骨折的治疗效果。

本指南应主要作为教育工具使用，而不应认为依据它就可以通过选择或排除的方式获得所有合理方案并取得相似的结果。任何最终的特定处理方式必须考虑到患者自身特点，同时根据实际需要和所在机构所拥有的特定资源来确定。未来 5 年之内，我们将根据新的证据、临床实践的变化、迅速增加的新治疗方案以及新技术等方面的变化对本指南进行修订。

（二）潜在危害和禁忌证

许多治疗方案，尤其是侵袭性操作和手术治疗方案都具有一些已知的风险。此外，不同处理方案的禁忌证也有很大的差异。因此，需要由医师与每一例患者充分交流并讨论可供选择的治疗方案后做出决定。

（三）方法

制定本指南所采用的方法需要克服研究偏倚，提高透明度，并具有良好的可重复性。这样做的目的在于使感兴趣的读者能够验证本工作组所采用的确定治疗方案的所有信息，并确认这些决策与现存最好的证据是一致的。本指南的稿件在提交同行专家进行评审并征求公众意见后才由 AAOS 理事会批准通过。

制定本指南时所采用的详细方法见完整版临床指南，可由下列网址获得：http：//www. aaos. org/research/guidelines/drfguideline. pdf. 。

（四）推荐

本指南的每一项推荐均有一条相应的分级说明以指明其推荐等级，具体如下：

（1）等级强度：强烈。证据的总体质量：良好（有多项证据等级为 I 级的研究得出一致的支持或反对某种干预措施或诊断的结论）。

（2）等级强度：中等。证据的总体质量：一般（有多项证据等级为 II 级或 III 级的研究得出一致的支持或反对某种干预措施或诊断的结论或仅有一项证据等级为 I 级的研究得出支持或反对某种干预措施或诊断的结论）。

（3）等级强度：弱。证据的总体质量：差（多项证据等级为 IV 级或 V 级的研究得出一致的支持或反对某种干预措施或诊断的结论，或仅有一项证据等级为 II 级或 III 级的研究得出支持或反对某种干预措施或诊断的结论）。

（4）等级强度：不确定。证据的总体质量：无证据或证据之间相互矛盾（无充足的证据或证据之间相互矛盾，因此无法做出支持或反对相应干预措施或诊断的结论）。

（5）等级强度：专家共识。证据的总体质量：无证据（无证据支持相应推荐；在缺乏可靠证据的情况下，工作组根据其临床经验对相关处理方案的已知危害和好处评估后做出相应推荐）。

推荐 1

我们无法支持或反对在复位后持续存在神经功能障碍的情况下是否应该行神经减压。

推荐强度：不确定。

我们仅检索到一项纳入了桡骨远端骨折复位后仍然存在神经功能障碍病例的研究符合我们的纳入标准。该研究采用主观症状和客观临床实验方法来确定骨折复位后的神经功能障碍情况。

仅伴有症状且临床测试结果阳性的患者才接受神经探查（如腕管松解）。接受腕管松解处理的患者可能获得术后神经功能障碍自行缓解等好处。但未接受腕管松解而神经功能障碍自行缓解病例的存在却支持对进行神经减压的结论。

推荐 2

我们不能支持或反对以石膏外固定作为最终治疗方式处理初始复位良好的不稳定性骨折。

推荐强度：不确定。

由于我们未检索到任何探讨过对于那些虽为不稳定性骨折，但手法复位满意并且很好地维持复位后位置者以保守治疗作为最终治疗方式的合格研究，故我们将本项推荐强度判定为不确定。

推荐 3

我们建议对手法复位术后存在桡骨短缩 >3 mm，桡骨远端关节面向背侧成角 >10°，或者关节内骨折移位或呈阶梯状不平整 >2 mm 者采用手术治疗，而不应采用石膏固定保守治疗。

推荐强度：中等。

我们共检索到 5 项比较切开复位内固定和石膏固定制动的随机对照的临床研究符合纳入标准。尽管通常难以确定骨折是否稳定，但这些研究都以初始手法复位外固定后影像检查结果显示复位丢失定义为不稳定性骨折。

这些研究并未区分关节内和关节外骨折，也未按患者年龄进行分组研究。因此，我们无法按患者年龄分组进行分析。其中一项研究结果显示术后 24 周和 52 周时的疼痛程度不同，但术后 8 周和 12 周时的疼痛程度无区别；一项研究显示术后 52 周时关节活动程度存在差异；总共有 4 项研究显示术后并发症发生率不同。

这些研究对并发症的定义差异较大，包括：腕管综合征、拇指疼痛、尺神经损伤症状、骨折畸形愈合。这些研究均认为手术治疗可降低上述并发症发生率。

推荐 4

我们无法支持或反对采用某一种特定的手术方式处理桡骨远端骨折。

推荐强度：不确定。

共 14 项临床研究满足纳入标准：8 项包括关节内和关节外骨折病例，5 项只研究了关节内骨折，1 项只研究了关节外骨折。采用手术治疗的指针为闭合复位夹板外固定术后影像学检查显示桡骨远端力线恢复不满意。这些研究未根据骨折类型进行分组研究。多项研究均只比较了两种治疗方案的差异，因此无法根据相关资料进行荟萃分析。

上述所有研究均至少具有一种研究设计的缺陷，因此其证据等级均降低到 II 级。这些研究均未解决很多与桡骨远端骨折手术治疗相关的重要问题，包括对不同的骨折类型（如掌侧边缘骨折、骨折脱位等）采用特定的治疗方式。

14 项研究中仅有 3 项有显著性结果。其中一项研究只有术后并发症存在显著性差异；另一项研究则在术后 1 年时的 DASH 评分可能存在显著的临床意义，但术后 3 个月和 6 个月时无明显区别；第三项研究则显示经皮固定术后 2 年时的腕关节功能显著优于切开复位内固定者。

这些研究所涉及的其他所有疗效指标之间均无显著差异。基于上述结果，我们无法得出何种手术方式治疗桡骨远端骨折能取得最佳效果的结论。

推荐 5

我们无法支持或反对以手术治疗处理年龄大于 55 岁患者的桡骨远端骨折。

推荐等级：不确定。

目前可获得的证据不能证明 55 岁以上患者采用石膏外固定或手术治疗之间存在任何差异。

我们怀疑手术治疗对老年患者的不稳定性桡骨远端骨折的疗效优于非手术治疗。

本文中我们对老年桡骨远端骨折的判定标准包括：高龄、体质弱、功能要求低、骨质量较差、低能量损伤。我们未检索到任何依据上述标准对病例进行分组的研究。

文献中未能确定老年病例的年龄标准；我们确定 55 岁以上者为老年病例，以此为标准我们共检索到 3 篇文献，其中所纳入研究的病例年龄无 55 岁以下者。

其中 2 项研究比较了外支架固定与石膏外固定的结果，而另 1 项研究则比较了经皮克氏针内固定与石膏外固定的治疗结果。这 3 项研究均至少具有 1 种研究方法的缺陷，并因此使其证据等级降为 II 级。

其中各有 1 项研究针对关节外骨折、关节内骨折以及关节内外同时骨折进行了相应研究。结果显示术后 1 年时经皮克氏针内固定与石膏固定者的疼痛程度无显著差异；同样，两种治疗方式对术后 SF-36 量表对总体精神状态或身体健康评分及并发症发生率等方面均无显著差异。

然而经皮克氏针内固定组却具有石膏固定所不存在的与固定针相关的并发症。所有比较外支架固定和石膏外固定的随机对照研究均未发现术后 1 年时患者疼痛程度之间存在显著差异。同样，所有病例的不同功能活动情况之间也无统计学差异。

推荐 6

我们无法支持或反对 55 岁以上病例在手术治疗时采用锁定钢板内固定。

推荐强度：不确定。

通常认为锁定钢板对于骨质疏松性骨折具有明显优点。仅有 1 项证据等级为 II 级的前瞻性非随机对照队列研究探讨了本条推荐的内容，该研究比较了掌侧锁定钢板与克氏针有限固定治疗 60 岁以上患者桡骨远端骨折的疗效。为了与其他推荐所采用的年龄标准相一致，我们在本条推荐中同样将年龄限定于 55 岁。

结果显示两组病例的并发症发生率之间无显著差异。60 岁以上接受掌侧锁定钢板或克氏针有限内固定的病例的肌腱断裂、骨髓炎、蜂窝组织炎或复杂性区域疼痛综合征（CRPS）等发生率均无显著差异。但克氏针固定组病例存在其特有的针道相关并发症。

推荐 7

我们建议在以非手术方式治疗桡骨远端移位性骨折时予以牢固制动，而不宜采用可拆卸的夹板外固定。

推荐强度：中等。

本条推荐所指的牢固制动为坚固而可靠的制动方式（如石膏或玻璃纤维管型），而不是患者可自行拆卸的固定方式。欠牢固的制动方式指不能完全实现腕关节制动或能被患者自行有意拆卸掉的任何形式的外固定方式。共有 5 项证据等级为 II 级的随机对照研究符合纳入标准。

结果显示石膏固定组伤后 5、6、8、24 周时的疼痛改善情况明显好于其他病例。但此后的随访研究未发现两组病例之间存在显著差异。尽管制动欠牢固的病例出现桡神经症状的情况更常见，但两组病例其他并发症的发生率无显著差异。

推荐 8

可拆卸式夹板外固定是轻度移位的桡骨远端骨折的选择之一。

推荐强度：弱。

本条推荐中轻度移位指的是患者就诊时尚未进行任何复位处理之前的骨折移位程度在可接受的范围之内。我们共检索到 4 项比较石膏和夹板固定疗效的临床研究符合纳入标准。这 4 项研究均具有至少一种研究方法方面的缺陷，因此其证据等级降为 II 级。

其中一项研究的结果显示伤后 2 周时石膏固定病例的疼痛程度明显低于夹板固定者；另两项研究则发现 6 或 8 周时夹板固定病例的疼痛程度明显低于石膏固定者，其他时间点时两组病例之间的疼痛程度无显著差异。

所有病例之间包括骨折复位丢失在内的并发症发生率相似。两组病例的术后功能情况相似，但夹板固定病例使用刀／叉的能力明显优于石膏固定者。上述情况导致本条推荐的强度降至"弱"的等级。

推荐 9

我们不能支持或反对石膏固定的同时固定肘关节。

推荐强度：不确定。

本条推荐的目的在于我们考虑通过同时固定肘关节以防止前臂旋转。我们检索到 1 项随机对照研究在桡骨远端骨折手法复位后比较了超肘关节与不超肘关节的石膏固定 2 周的处理方式，结果发现两组病例的疗效之间无显著差异。但该研究并未评估其他疗效指标，因此目前并无足够的相关数据来准确评估超肘关节固定的有效性。

推荐 10

桡骨远端关节内骨折的手术治疗中可同时辅以关节镜检查了解桡骨远端关节面的情况。

推荐强度：弱。

我们共检索到 2 项在手术同时采用或不采用腕关节镜辅助的方式治疗桡骨远端骨折的文献。其中仅 1 项有充分的资料可供判断具有微弱显著性的临床效果差异。该研究以 DASH 评分来评估功能结果。关节镜辅助手术组术后 3 个月时 DASH 评分的增加与关节镜辅助相关，但术后 1 年和 2 年两组病例疗效的差异与是否是关节镜辅助手术无关。

推荐 11

伴有韧带损伤（SLIL 伤、LT 或 TFCC 撕裂）的骨折在手术治疗时可同时修补韧带组织。

推荐强度：弱。

有一项证据等级为 II 级的研究比较了伴有腕骨间韧带和三角软骨复合体（TFCC）损伤的病例在关节镜辅助下行骨折复位固定的同时修补韧带损伤以及单纯在影像监视下复位固定的疗效。结果发现关节镜辅助手术组病例术后 3 个月时的 DASH 评分结果优于对照组。

但无论采用关节镜辅助与否，术后 1 年和 2 年时 DASH 评分所代表的功能结果之间无显著差异。该研究的作者证明关节镜是探查常规影像检查所无法检测到的韧带损伤的重要辅助手段。该研究的缺陷之一是关节镜所检查到的腕部损伤可能是早就存在的。此外，影像监视复位固定组病例腕部损伤的真实发生率并不清楚。

推荐 12

对于桡骨远端关节内骨折病例，可选择关节镜检查以提高对腕部韧带损伤的诊断准确性，还可以选择 CT 检查以提高对关节内骨折类型的诊断准确性。

推荐强度：弱。

关节镜检查有助于评估腕部韧带的损伤情况，但我们检索到的相关文献并未评估关节镜检的发现对患者疗效的影响。仅有一项研究采用了 CT 检查，结果证明能更准确地判断骨折特点，但并不能明显提高疗效。

推荐 13

我们不能支持或反对在采用锁定钢板内固定时是否需要植骨或以人工骨填充。

推荐强度：不确定。

我们未检索到与这条推荐相关的合格文献对此方面的内容予以评估。

推荐 14

我们不能支持或反对在进行其他手术治疗的同时是否同时进行骨移植（如自体骨移植、异体骨移植）或人工骨以填充骨缺损。

推荐强度：不确定。

我们仅检索到 1 项研究比较了以背侧钢板固定后进行异体骨移植和自体骨移植的治疗方式，结果并未发现术后疼痛和功能情况等存在明显差异。但研究者报道了与获取自体移植骨相关的并发症。

一些研究认为以磷酸钙填充以加强内固定对于减轻术后疼痛有一定的好处。但这些研究并未比较进行和未进行填充加强的内固定病例术后疗效情况，因此在确定本条推荐时我们未采纳相关信息。

推荐 15

在缺乏可信证据的情况下，本工作组认为采用非手术治疗的桡骨远端骨折病例应该连续随访 3 周，并在制动结束时再次复查。

推荐强度：专家共识。

本条推荐为专家共识的结果，原因在于我们未检索到以影像学检查对骨折移位情况进行随访检查的研究。缺乏这类研究的部分原因可能在于因为道德方面的考虑而无法设置无影像随访的对照组。

桡骨远端骨折采用非手术治疗后如在骨折愈合之前发生再次移位则会导致有症状的骨折畸形愈合。在此期间内如果发现骨折复位的丢失，则医师和患者可能都会同意更改治疗方式。本推荐所建议的对患者进行随访并复查影像检查已经是骨科医师对这类损伤的常规处理方案内容的一部分。

推荐 16

我们无法推荐桡骨远端骨折需要用 2 枚或者 3 枚克氏针予以固定。

推荐强度：不确定。

我们未检索到与这条推荐相关的合格文献对此方面的内容予以评估。

推荐 17

我们不能支持或反对今后是否可以用桡骨远端骨折发生率的相关数据资料来预测

其他脆性骨折的发生率。

推荐强度：不确定。

我们检索到 6 项前瞻性队列研究符合纳入标准，这些研究报告了发生桡骨远端骨折后再次出现其他脆性骨折的发生率。但这些研究所得出的风险比率相互矛盾。

其中一项研究认为桡骨远端骨折能导致与其他脆性骨折发生率相关的虽然较小但有时非常重要的变化。

其他 5 项研究则认为桡骨远端骨折会导致与其他脆性骨折发生率相关的变化，但这种变化程度很小并且极少能达到重要的程度。此外，一项诊断性分析发现，以桡骨远端骨折预测髋部骨折等脆性骨折发生率的敏感性很低，但特异性却很高。

推荐 18

我们无法支持或反对是否同时手术治疗桡骨远端骨折和下尺桡关节不稳定（DRUJ）。

推荐强度：不确定。

我们共检索到 2 项评估 DRUJ 损伤后功能结果的研究。两篇文献报告的 DRUJ 不稳定均是在治疗结束后才得到确定的。因此，在初始手术的同时均未能诊断出 DRUJ 不稳定。尽管这些研究证明伴随 DRUJ 损伤的病例疗效较差，但均未探讨是否应该早期进行手术干预的问题。

推荐 19

我们建议所有桡骨远端骨折患者在接受骨折复位后均应摄腕关节标准侧位片来评估 DRUJ 的情况。

推荐强度：中度。

在桡骨远端骨折存在的情况下通常很难判断是否并存 DRUJ 脱位。我们希望了解通过腕关节标准侧位片是否能确定 DRUJ 脱位，从而可以在需要时予以早期干预。

我们检索到两篇文献对该问题进行了研究。两篇文献分别以舟骨豆状骨距离和舟骨/月骨/三角骨重叠情况来判断尺桡骨之间的排列对位情况。两项研究的证据等级均为 II 级，相关结果显示通过腕关节标准侧位片能可靠地确定与桡骨远端骨折伴随的 DRUJ 脱位。

推荐 20

由于缺乏可靠的证据，本工作组认为所有桡骨远端骨折病例以及疼痛未有效缓解的病例均应在随访检查时重新进行评估。

推荐强度：专家共识。

本条推荐为专家共识的结果，原因在于我们未能检索到相关文献对桡骨远端骨折后的疗效以及未能有效缓解的疼痛对疗效的影响进行评估。桡骨远端骨折的疼痛通常会在早期得到恰当处理后逐步消退。如果患者报告在早期治疗阶段存在未能有效缓解的疼痛，则提示可能并存其他问题（如神经激惹、神经压迫）并需要进一步检查。

尽管目前缺少支持或反对在完成桡骨远端骨折的治疗后应该进一步查找难以缓解的疼痛来源，本工作组成员仍确信需要就此问题提出推荐。因桡骨远端骨折而接受治疗的患者应该报告其恢复进展情况。如果疼痛情况未如预测一样减轻，就应该对患者再次进行评估以查找导致疼痛的原因。

本条推荐可能会造成因进一步的检查和处置而增加费用，但我们相信这种做法与当前大多数骨科医师的做法是一致的。

推荐 21

桡骨远端骨折后除了按医师制定的方案进行治疗外，还可以在家中时行功能锻炼。

推荐强度：弱。

我们共检索到 5 项随机对照研究直接比较了指导下在家中进行功能锻炼与各种不同的医师协助下的治疗方案。这些研究均至少存在一种方法学上的缺陷，并因此导致其证据等级判定为 II 级。

在研究设计上，这些研究均将存在并发症（手指僵硬、CRPS）的病例排除在外，因此其研究结果仅反映了顺利愈合并且未出现任何不良反应的桡骨远端骨折的治疗效果。这 5 项研究中，有 4 项的病例接受石膏固定（可同时辅以克氏针固定），于去除固定物（石膏或外支架）开始进行物理治疗。

另 1 项研究的病例则接受掌侧钢板固定并于术后 1 周开始进行理疗。结果显示，直接在家中进行功能锻炼和在去除外固定物后于医师协助下理疗病例的疼痛或功能状态之间无显著差异。接受钢板固定 1 周后开始功能锻炼的研究中，在家中进行功能锻炼的病例功能评分结果明显优于接受正规理疗的病例。

基于这项研究所提示的可能的临床意义，我们将本条推荐的强度确定为"弱"。

推荐 22

在没有可靠证据的情况下，本工作组认为在确定桡骨远端骨折的诊断后，患者即应该开始进行患肢手指的主动活动。

推荐强度：专家共识。

手部僵硬是桡骨远端骨折后期影响肢体功能最严重的不良反应。多种因素共同作用下可导致手指僵硬，包括疼痛、肿胀、夹板或石膏的限制以及患者对病变的顾虑或缺乏了解。骨折愈合后发生的手指僵硬可能极难得到有效处理，而且可能需要长期而复杂的理疗，甚至可能需要再次手术干预。在初次就诊时即要求患者定时充分活动手指会有助于尽可能降低这种并发症的风险。

桡骨远端骨折复位并充分制动后活动手指不会对骨折复位及愈合造成任何不良影响。这是极具效费比的干预措施，它既不需要理疗师的协助，也不需要患者过多接受复查，但却可以获得良好的疗效。

尽管手指僵硬是桡骨远端骨折后期的一种重要的不良反应，会直接影响到患者疗效，但由于伦理因素的限制，无法针对早期进行手指活动对功能的影响进行证据等级为 I 级的前瞻性研究。因此，本工作组成员通过获得专家共识针对此重要问题做出了相应推荐。

推荐 23

我们建议桡骨远端骨折获得稳定固定之后不需要常规进行腕关节早期活动。

推荐强度：中等。

本条推荐基于 3 项相关研究的结论而制定。这 3 项研究分别探讨了一种手术方式的治疗效果：掌侧钢板、经桡骨茎突固定、外支架固定。

在涉及内固定的 2 项研究中，均为术后大约 1 周时开始进行理疗；而外支架固定的研究中则于 3 周后开始进行理疗。有两项研究的对照组病例接受的是石膏固定或以支具外固定制动。在关于掌侧钢板固定的研究中，对照组病例接受的是热成型塑料支具固定，在淋浴时取除支具；因此，这些病例并不是合适的对照病例。

该研究采用的疗效评估指标是疼痛和功能（DASH）和/或并发症。结果显示早期和晚期活动组病例无任何疗效指标之间存在显著差异。这些资料均支持桡骨远端骨折稳定固定后无须早期进行腕关节活动。

推荐 24

采用外支架固定后为降低并发症发生率，可适度缩短外固定期限。

推荐强度：弱。

有 3 项前瞻性研究符合纳入标准。总体而言，这些研究未在外支架的固定期限上取得共识，因此，在本条推荐中我们选择不提出明确的外固定期限。

其中 1 项研究证明在外支架固定 5 周和外支架固定 3 周后继续石膏固定 2 周的病例之间的疗效无显著差异。但这些研究均采用的是未得到确认的疗效评价标准，因此尚无明确证据证明早期拆除外支架是否对疗效产生影响。

另 2 项研究同样采用的是未得到确认的评价指标，结果显示延长外支架固定时间与疗效较差之间存在显著相关性。由于这些研究所采用的评价指标存在明显缺陷，这使得本条推荐的强度被判定为"弱"。

推荐 25

我们不建议反对在外支架固定时过度牵伸腕关节。

推荐强度：不确定。

有 2 项证据等级为 II 级的研究符合纳入标准，它们均评估了腕关节过度牵伸对疗效的影响。这 2 项研究均采用了未经确认的评价指标，相应结果显示腕关节牵伸程度与疗效之间无显著相关性。

本工作组成员一致认为这些研究未评估对疗效有重要影响的手指僵硬这一不良反应。但基于伦理方面的原因，无法开展相关前瞻性研究以比较腕关节过度牵伸对疗效的影响；因此，本工作组将本条推荐的强度判定为"不确定"。

推荐 26

我们建议桡骨远端骨折的治疗中予以维生素 C 辅助治疗以防止发生与病情不成正比的疼痛。

推荐强度：中等。

我们关注于确定在桡骨远端骨折治疗后营养补充剂对功能恢复的潜在好处。一组研究者所进行的两项研究符合纳入标准，两项研究均探讨了维生素 C 辅助治疗的作用。

值得注意的是，该研究发现桡骨远端骨折的治疗后加用维生素 C 能显著降低 CRPS 的发生率。但这两项研究均有严重的局限性：未采用客观方法来确诊 CRPS，也未采用任何评估 CRPS 发生后的疗效情况。

相关研究者采用了主观评价指标来定义疼痛综合征，这影响到了所得数据的可靠性。

推荐 27

桡骨远端骨折的治疗中可选择超声和/或冰敷作为辅助治疗。

推荐强度：弱。

我们检索到 2 项采用患者疗效指标来评估物理性辅助治疗措施对桡骨远端骨折疗效影响的前瞻性研究。这 2 项研究均未采用有效的疗效指标来评估相应干预措施的效果。

研究结果显示低强度超声波治疗能显著增加无疼痛且影像检查证明骨折满意愈合的病例数。但无有效的疗效指标能够用来证明这样做会带来长期或永久的好处。另一项研究则证明在受伤后第 3 天和第 5 天时有好处，但脉冲电磁场治疗无明显好处。

推荐 28

我们无法支持或反对是否同时固定与桡骨远端骨折并存的尺骨茎突骨折。

推荐强度：不确定。

桡骨远端骨折通常伴随有尺骨茎突骨折。我们关注于同时对并存的尺骨茎突进行手术固定对患者疗效的影响。有一项研究比较了合并尺骨茎突骨折的桡骨远端骨折闭合复位石膏外固定后是否对尺骨茎突骨折进行手术处理的病例，结果发现两组病例影像结果无显著差异。但研究者未采用有效的疗效评估指标。

另一项研究检查了经过治疗仍然完全移位的尺骨茎突骨折病例，结果发现是否存在尺骨茎突骨折会显著影响疗效。但在两项研究中均未在初始诊治时即对尺骨茎突骨折进行处理。尽管伴随尺骨茎突骨折的病例疗效较差，但相关研究并未回答是否需要早期进行手术干预的问题。

推荐 29

我们无法支持或反对是否可以单纯采用外支架固定治疗伴随桡骨远端关节面月骨窝塌陷或四部分骨折（即伴随桡骨远端矢状面劈裂者）。

推荐强度：不确定。

我们未检索到与这条推荐相关的合格文献对此方面的内容予以评估。无专门针对伴随桡骨远端关节面月骨窝塌陷的桡骨远端骨折的研究符合纳入标准。

（五）未来的研究

本指南总体上无法得出足够的"强烈"级别推荐的现实情况表明未来需要对这一常见损伤进行更加深入的研究。未来的研究应该首先进行研究效率分析以确保评估项目包括了重要的临床疗效指标的进步，其原因在于是它们而非单纯由影像结果来反映对患者至关重要的功能改善。

来源：J Am Acad Orthop Surg 2013 Aug；21（8）：502-505.

十五、JBJS 综述：开放性胫骨骨折治疗指南更新

开放性胫骨干骨折非常常见，但其处理起来对于骨科医生仍是一个不小的挑战，针对其治疗方案的选择也是众说纷纭。近期，Raman Mundi 教授等人发表在 JBJS REV 杂志上的对开放性胫骨骨折的治疗指南做了更新，现介绍如下。

（一）关键点

（1）虽然伤后 6 h 内及时地冲洗清创是处理开放性胫骨骨折标准方案，不过近期的一些研究证据并不支持这一方式。理想的冲洗液和冲洗压力依然争议很大。

（2）预防性抗生素的应用需尽快开始，抗生素的抗菌谱要覆盖革兰氏阳性菌，例如一代头孢类抗生素。Gustilo 及 Anderson 分型中的 III 型损伤应该加用其他种类的抗生素，虽然最优抗生素还未得到大家公认，不过选择氨基糖苷类抗生素还是合理的。损伤部位局部使用抗生素作为全身系统抗生素应用的辅助可降低感染风险，对于 III 型损伤效果明显。

（3）扩髓与不扩髓打入髓内钉都可作为开放性胫骨骨折的固定方式，且效果相近。外固定并不是最终的固定方式，不过短期（少于 28 d）使用可作为更严重创伤治疗的缓兵之计。

（4）软组织损伤不严重的患者，可以在初期做到无张力缝合。对于需要延迟闭合创面的损伤，即便是使用负压创面引流，创面闭合的时间也应该控制在 7 d 内。

胫骨干骨折是目前骨科医师常常面对的主要长骨骨折，特别是以年轻男性为主。不过，多达 24%（523 例骨折中的 123 例）胫骨干骨折为开放性损伤，仅次于开放性骨折最多见的指骨骨折。另外，开放性胫骨骨折中有相当大一部分患者伴有严重的软组织损伤（Gustilo 和 AndersonIII 型损伤）。

车祸是主要受伤原因，占到开放性胫骨干骨折受伤原因的 43%~65%。同时，摔倒是第二大原因，占到 25%。虽然运动损伤是闭合性胫骨骨折的常见原因，不过也有少部分运动损伤可导致开放性胫骨骨折。

有近 1/4 的胫骨干骨折患者为开放性损伤，由于这类患者感染、骨不连及伤口并发症风险高，外科医生需进行一系列紧急处理。循证干预可提高患者预后，意义重大。虽然有大量文献论述开放性胫骨干骨折的治疗，但是外科干预的某些重要方面还是模棱两可的，全球各个骨科学会的指南也不尽相同。

本文从治疗的四个方面进行探讨：①冲洗和清创技术；②抗生素的预防性应用；③骨折的稳定技术；④创面处理。本篇综述的骨折类型按 Gustilo 和 Anderson 分类划分。

（二）冲洗和清创

目前针对开放性胫骨干骨折的冲洗及清创仍有很多问题存在争议。早期手术的真正紧迫性已经受到质疑，并且冲洗技术的选择也悬而未决。当前，冲洗液的种类、冲洗压力、冲洗液的量、常规生理盐水是否需含有或不含添加剂（防腐剂、抗生素及肥皂液）都是百家争鸣的。

虽然伤后 6 h 内及时地冲洗清创是处理开放性胫骨骨折的标准方案，但是支持这一结论的证据却是少之又少。一些回顾性研究指出以伤后 6 h 为节点，包括 III 型骨折在内的患者，其早期手术在 6 h 内或超出 6 h，患者术后感染率没有统计学差异。

这一结论在近期的 META 分析中得到验证，该 META 分析汇集 14 项前瞻性和回顾性研究，研究结论指出延迟清创和早期清创并不影响患者术后的感染率，本研究中的早期清创及延迟清创的节点由于研究的不同而并不一致，不过大多数采用伤后 6 h 作为节点。

美国的一项全国范围内 6 099 例开放性胫骨骨干骨折的研究显示，有 42% 的患者在到达医院后等待手术的时间超过 6 h。与延迟处理有关的因素有患者自身的因素（如严重的头部或胸部损伤，下午 6 时以后入院）以及医院的因素（医院为一级创伤中心或者大学附属医院）。

最终，因为没有随机实验结论的证据支持，冲洗清创到底是在 6 h 内还是 6 h 以后依然没有肯定的结论，多数人还是在使用历史上推荐的 6 h 内。不过，越来越多的人认识到延迟清创对于损伤严重程度较轻的患者（I 型）就比较合适。

一项国际性研究对 984 位外科医生进行对于开放性骨折冲洗技术的选择调查显示，对于冲洗液及冲洗压力的选择还未有一个全球性的公认结果。虽然目前主流的冲洗方式是单独使用生理盐水低压冲洗，但是只有 71% 的受访者支持这一做法。

另外，对于 Gustilo and Anderson I 型、II 型、III 型骨折的建议冲洗液量分别为 3 L、6 L 及 9 L。但是，临床实践中发现对于开放性骨折所使用冲洗液的量依然差异很大，并且大部分医生对于量的选择没有足够的临床证据的支持。

近期对于冲洗技术的一些随机性临床实验为认识这些冲洗技术的相对有效性提供了更深入的了解。Anglen 教授进行了一项包括 400 例下肢开放性骨折患者的临床研究（其中有 111 例胫骨骨干骨折），发现无论是使用含有橄榄皂液或是抗生素（杆菌肽）的冲洗液进行冲洗，两组冲洗液对于感染的风险预防没有统计学意义。

不过，使用含抗生素冲洗液进行冲洗后伤口愈合失败率较高。开放性创伤液体冲洗（fluid lavage of open wounds，FLOW）研究是一项国际性、多中心、3×2 随机性临床实验，该项研究募集了超过 2 500 例患者，对高压冲洗或低压冲洗和冲洗球生理盐水冲洗或橄榄皂液冲洗液冲洗的临床效果进行评估。

进行预实验的 111 例患者结果表明低压冲洗可以降低因感染、骨不连、伤口愈合问题导致的再次手术风险，不过最终的结果还需要这一里程碑式的实验。

对于开放性骨折仔细冲洗及清创可降低感染风险这一优点是得到大家公认的，但是，在这个无可争议的问题背后，对于开放性胫骨骨干骨折进行处理特殊冲洗液或者冲洗压力的选择依然是亟待解决的问题。

（三）抗生素预防性应用

由于开放性骨折易导致微生物的附着污染，因而开放性骨折的常见并发症就是感染。近年来大量文献对抗生素预防性应用在开放性骨折的处理中所扮演的角色进行研究。Cochrane 上的一篇随机临床实验综述指出，对于开放性骨折患者预防性应用抗生素可降低患者急性感染风险达 59%，同时指出，每 13 例患者预防性应用抗生素就有 1 例急性感染可避免。

虽然系统性抗生素预防性应用的优点已被大家熟知，不过对于紧急抗生素应用、必要的抗生素应用时间以及最佳的抗生素治疗方案的随机临床实验还很少。

按照惯例，抗生素应在伤后尽早使用。Patzakis 和 Wilkins 早期所做的研究表明，及时地预防性抗生素是降低感染风险的最重要措施。在一项有超过 1 100 例开放性骨折的病例对照研究中，创伤后超过 3 h 应用抗生素造成感染的风险是创伤后 3 h 内感染风险的 1.63 倍。

该研究同时指出，不论是 Gustilo and Anderson 分型中的 I 型还是 II 型开放性骨折，在伤口闭合后仍需要进行抗生素覆盖性应用 24 h。对于 III 型开放性骨折，需在伤后连续使用抗生素 72 h，但创面闭合后抗生素应用不超过 24 h。

正如 Dellinger 等人所做的随机双盲临床实验，比较抗生素预防性应用 1 d 与抗生素预防性应用 5 d 的差异，发现即便是 III 型或是更严重的损伤，延长抗生素应用时间并不能降低其感染的风险。

对于抗生素种类的选择，大量证据支持对于所有开放性骨折都应应用抗革兰氏阳性菌的抗生素，除非有用药禁忌证（如感染），一般使用一代头孢类抗生素即可。

对于 III 型开放性骨折需额外应用覆盖革兰氏阴性菌的抗生素，常规推荐应用为氨基糖苷类抗生素。最佳的临床证据来自随机临床实验，但是，目前并没有一项临床实验给出最佳的治疗方案。

Patzakis 等人进行的一项随机研究显示，与单独使用环丙沙星预防感染相比，联合使用头孢孟多和庆大霉素预防性应用治疗 III 型开放性骨折可显著降低感染率（环丙沙星感染率为 31%，联合使用头孢孟多和庆大霉素感染率为 7.7%）。需要注意的是，该研究中的 III 型骨折患者样本量相对较小，尽管感染率差别巨大，但是其统计学差异有待商榷。

Sorger 等人在随机临床实验研究中并没有获得同样低的感染率，其 III 型骨折患者（样本量为 20 例）使用头孢唑啉和庆大霉素预防性应用后感染率为 10%~25%。其他种类的抗生素治疗 III 型开放性骨折也经历了一系列随机临床实验探索。

Johnson 等人的一项早期研究就旨在评估单独使用第三代头孢类抗生素（如头孢噻肟）处理 Gustilo and Anderson 分型中 I 型和 III 型开放性胫骨骨折的效果，尽管结果显示使用头孢噻肟处理 III 型骨折预防感染的效果要高于使用头孢唑啉（感染率：头孢噻肟为 18%，头孢唑啉为 37%），由于该研究只纳入 27 例 III 型开放性骨折患者，因而其效应量无统计学差异。

Vasenius 和其同事在一项随机临床实验中重点研究了覆盖革兰氏阴性菌抗生素在处理 III 型开放性骨折中的作用，其结果指出，当单独使用克林霉素或氯唑西林作为预防性应用的抗生素时，患者反而出现令人无法接受的高感染率。

鉴于目前可得的临床证据，处理 III 型开放性骨折时，联合应用氨基糖苷类抗生素与第一代头孢类抗生素似乎结果较佳（表1）。不过，对以上所提的各类研究的理解认识上，需要注意到样本量都较小，这就使得样本数据的一点点变化就导致结果朝着其他方向甚至是相反的方向发展，这是一个致命缺陷，因而其所得结论很有可能是错误的。

表 1 预防性应用抗生素建议

开放性骨折类型	抗菌谱覆盖要求	推荐应用抗生素
Gustilo and Anderson I 型及 II 型	革兰氏阳性菌	一代头孢类抗生素
Gustilo and Anderson III 型	革兰氏阳性菌和革兰氏阴性菌	一代头孢类抗生素联合氨基糖苷类抗生素
土壤污染	厌氧菌	一代头孢类抗生素联合氨基糖苷类抗生素，加用青霉素

局部抗生素应用在近些年来也引起大家的广泛关注，如负载抗生素的聚甲基丙烯酸甲酯（polymethylmethacrylate，PMMA）骨水泥珠可在目标部位稳定释放抗生素。

Ostermann 等人的一项 1 085 例开放性骨折患者的回顾性研究表明，与单独全身系统性应用抗生素预防感染相比，局部应用妥布霉素浸渍的骨水泥珠联合全身系统应用抗生素可显著降低 III 型开放性骨折的感染率（无论是急性感染还是慢性感染），单独全身系统性应用抗生素的感染率为 20.6%，局部应用妥布霉素浸渍的骨水泥珠联合全身系统应用抗生素的感染率为 6.5%。

这一差异在下肢级别损伤中并不显著。不过，近期一项纳入 21 项研究的 META 分析指出，局部抗生素应用联合全身系统性抗生素使用可以显著降低下肢的深部感染风险，研究对象涉及使用髓内钉治疗的各型开放性胫骨骨折，这其中对于 III 型开放性骨折的效果最为显著。与单独全身系统性应用抗生素预防感染相比，局部应用抗生素联合全身系统抗生素预防感染的效果非常显著。

（四）骨折的稳定技术

开放性胫骨骨折可使用的骨折稳定技术有内固定和外固定。内固定通过钢板（如动力加压钢板或有限接触动力加压钢板）或髓内钉。外固定可作为最终固定方式或临时固定方式（如二期内固定之前临时固定）。开放性骨折的标准治疗在过去的几十年里有了长足的发展，现在所报道的是这类骨折稳定技术的最新进展。

1. 内固定技术

（1）钢板：使用钢板治疗开放性胫骨骨折有足够的生物学和临床证据支持。第一，外固定架笨重并且对患者来说不方便。在所有的内固定设备中，钢板只是暴露骨膜，但并不增加对骨的进一步损伤（特别是高级别的开放性骨折），而髓内钉的打入会破坏骨内的血供，并可能导致骨坏死。

由于金属钢板惰性表面的存在为细菌生长提供了一个良好的环境，因而使用钢板的争议主要集中在慢性感染的可能，以及随之发生的感染性骨不连的可能。大部分临床研究不赞成钢板的应用，因此，对于开放性胫骨骨干骨折的前期处理并不推荐钢板的使用。

Van der Linden 和 Larsson 对 100 例患者进行随机对照临床试验比较 AO 钢板（arbe-itsgemeinschaft fur osteosynthesefragen，AO）与保守治疗的差别，每组只有 6 例患者为开放性骨折。研究指出使用钢板治疗开放性骨折组的愈合时间为保守治疗组的将近两倍，而且 6 例使用钢板治疗开放性骨折的患者中，只有两例患者无并发症发生。值得注意的是，该项研究的设计方案要求在进行外科治疗前伤口需愈合。

Bach 和 Hansen 对 59 例 II 型和 III 型开放性胫骨骨干骨折患者进行了一项随机临床实验，将这些患者随机分配至使用半钉的外固定架组或是使用 4.5 mm 钢板的 AO 钢板内固定组。结果发现使用钢板组的伤口感染率（35%VS13%）、慢性骨髓炎发生率（19%VS3%）及内固定失败率（12%VS7%）均高于使用外固定架组。外固定架组针道感染率较低（10%），不过畸形愈合率较高（10%VS4%）。

Clifford 及其同事对 97 例钢板固定骨折患者（97 例患者中有 60 例为 II 型或 III 型开放性骨折）进行非对比图表回顾。该报道指出，这些患者的深部组织感染率为 10.3%；另外，有近一半（44%）深部组织感染出现在 III 型开放性骨折钢板内固定后。11 例患者出现一侧或双侧膝关节僵硬。该篇文章的上下文语境并不支持在处理开放性骨折时内固定的应用。

（2）髓内钉：使用髓内钉可以避免对软组织和骨膜的进一步损伤，同时使用髓内钉可使患者术后及早下床负重，避免卧床的一系列并发症。另外，由于手术切口及髓内钉插入点远离开放性创口，这就极大地避免了细菌的接触繁殖。临床研究由于髓内钉提高骨折愈合率降低深部感染风险，所以多数学者推崇髓内钉的应用。

Kakar 和 Tornetta 的一项前瞻性纵向队列研究评估采用非扩髓髓内钉治疗的 143 例 I 型及 III 型开放性胫骨骨干骨折。所有骨折均接受冲洗、清创及在术后两周内闭合创口，发现所有患者的深部组织感染率（3%）及内固定失败率（3.5%）均较低。虽然该研究缺少对照组，不过其结果要比本文之前引用的关于钢板的结果要好很多。但是，研究者同时发现同侧踝关节僵硬（21%）、膝关节疼痛（20%）及骨折部位虽然愈合但仍然疼痛（21%）的发生率均较高。

Inan 和其同事的一项随机临床实验比较 IIIA 型开放性胫骨骨干骨折分别采用环形外固定架及非扩髓髓内钉治疗的效果，结果显示非扩髓胫骨髓内钉愈合时间短，膝关节挛缩发生率低，所以更推荐使用非扩髓髓内钉。

在 Henley 等人所做的一项随机临床研究中，比较在治疗 II 型、IIIA 型及 IIIB 型开放性胫骨骨折时使用半钉外固定架及非扩髓胫骨髓内钉的效果，结果显示使用髓内钉时骨折对线更佳，并且再次手术率更低，不过两组感染率差异不具有统计学意义。另外一项系统综述直接比较扩髓髓内钉与外固定架的效果，其结果同样指出使用髓内钉的再次手术率更低。

总之，各项研究的结果均指出，在处理开放性胫骨骨干骨折时，由于其再次手术率低级骨折愈合时间短，髓内钉（不论是扩髓或是非扩髓髓内钉）的使用效果要比钢板和外固定架好。如果用髓内钉替代钢板进行治疗，深部组织感染风险也会降低。

2. 扩髓髓内钉 VS 非扩髓髓内钉

外科医生在打入髓内钉前可以选择进行扩髓，扩髓可以使得插入的髓内钉直径更粗，与骨贴合的稳定性更高。不过，由于热力损伤及血管的物理性破坏，扩髓破坏了骨内膜的血供，增加了髓腔压力，同时使得血管内形成脂肪栓子。

非扩髓髓内钉技术的钉子较小，因而与骨贴合的稳定性较低，不过骨内膜的血供得以保留。当损伤所致骨内膜暴露时，非扩髓髓内钉的意义也就更重要了。再者，由于扩髓时的热损伤同时可以增加术后感染及其他并发症的风险。

Bhandari 和其同事进行了一项系统回顾，纳入两项对于开放性胫骨骨干骨折的治疗时扩髓和非扩髓髓内钉比较的研究。研究结果未能明确扩髓与非扩髓到底哪者更有利于开放性骨折的治疗。

有学者进行了一项针对胫骨骨折采用扩髓髓内钉治疗效果前瞻性评估的研究，该研究将 1 319 例患者随机分配至扩髓组与非扩髓髓内钉组；406 例患者为开放性骨折，其中 137 例为 Gustilo and Anderson 分型 III 型骨折。结果显示扩髓髓内钉更适合应用于闭合性骨折组，不过结果无统计学差异。因而，对于胫骨骨干骨折时究竟是选择扩髓还是非扩髓髓内钉仍然没有一个明确的结论。

3. 外固定技术

由于目前支持外固定技术优于髓内钉的证据较少，同时由于给患者带来的一些不便及针道感染的发生率居高不下使得外固定并不受到青睐。但是，对于某些特定的损伤，外固定还是非常合适的。例如，在处理严重的 IIIA 型及 IIIB 型开放性被污染的骨折伴有严重骨缺损时，外固定技术是一个不错的选择。

不过，如果提高软组织重建技术以及对感染的控制技术，那么对于先使用髓内钉终末使用外固定架这一观点可能起到颠覆性的作用。

还有，临时外固定架固定在处理严重胫骨骨干骨折伴污染及周围软组织破坏的损伤时扮演着举足轻重的角色，有文献指出，开放性胫骨骨干骨折使用外固定架临时固定继而使用髓内钉固定可取得良好效果。

Bhandari 及其同事进行了一项回顾性研究，对胫骨和股骨骨折先使用外固定架临时固定继而髓内钉固定的效果进行评价。该项研究中的大多数胫骨骨折为开放性骨折，发现胫骨骨干骨折短时间外固定架固定（如少于 4 周）降低感染的相对风险 83%。胫骨干骨折去除外固定架，间隔一段时间后（如少于 2 周）再进行髓内钉置入可降低感染的相对风险 85%。

因此，外固定架需临时使用一段时间，去除外固定架与置入髓内钉的间隔要小于14 d。还有一些外科医生主张移除外固定架后尽可能快地行髓内钉固定术，由于担心针道感染的相关问题，建议间隔时间短于 10 d。

（五）创面处理

虽然在一些特殊情况下伤口需早期闭合，但开放性胫骨骨干骨折创面闭合的合适时间依然众说纷纭。Hohmann 等人进行了一项包含 95 例开放性胫骨骨折（I 型到 III 型）的回顾性队列研究，发现进行早期创面闭合的患者（平均感染率 4%）和延迟创面闭合的患者（创面平均闭合时间为初期清创后 9 d，平均感染率 2%）其感染率的差异无统计学意义。

需要注意的是该研究中只有 7 例 III 型损伤，样本中病例多为损伤严重程度较低、单纯的胫骨损伤。不过，有些临床证据是支持 III 型骨折早期创面闭合的。在 Rajasekaran 及其同事所进行的一项前瞻性、非比较性研究中，173 例 IIIA 型及 IIIB 型开放性骨折患者早期闭合创面，结果显示有 87% 的患者结果是"超乎想象"：骨折愈合良好、创面愈合良好、无或轻微坏死、无感染。

不过，得到这一结果需要注意的是该研究采取早期闭合创面的患者纳入标准非常严格，这其中就包括无皮肤缺失、伤后 12 h 内清创、早期稳定固定肢体、皮肤对合无张力、无污水或其他物质的污染等。

总的来说，对于 I 型到 IIIA 型开放性胫骨骨折如果软组织情况可以无张力闭合并且患者进行了认真细致地清创及预防性抗生素应用，早期闭合创面的效果还是比较理想的。清创后术中多点培养对于感染的预测价值有限，并不能作为创面闭合时间要考虑的因素之一。有的创面需进行皮瓣覆盖，其损伤部位、缺损大小、损伤区域均需考虑，以决定是用旋转皮瓣或游离皮瓣移植。

通常胫骨近端 2/3 骨折采取旋转肌肉皮瓣覆盖，而胫骨远端 1/3 采用游离皮瓣覆盖。Yazar 等人所做的一项包含 174 例胫骨远端 1/3 开放性骨折患者的研究指出，游离肌肉皮瓣在皮瓣存活率、骨折愈合率及感染率上与游离筋膜皮瓣效果相当。

对于一些不适宜早期闭合的创面来说，负压伤口治疗因其可提供创面的临时覆盖而获得多数人的认可。在 Stannard 等人的一项随机临床实验中，58 例严重开放性骨折患者连续清创后使用负压伤口治疗或者生理盐水浸泡敷料覆盖，该研究中的患者有 42% 为胫骨骨折，92% 的骨折类型为 III 型严重创伤，研究结果发现，使用负压创面治疗可显著降低总体感染率。

不论是否使用负压创面治疗，开放性胫骨骨折皮瓣闭合时间尽量不晚于伤后 7 d，因为随着时间的推移，感染及其他并发症发生的风险会越来越大。近期一项回顾性研究评价开放性骨折创面皮瓣覆盖的意义，证实了早期覆盖创面的重要作用。

一篇汇集七项研究结果（包括六项专门讨论胫骨开放性骨折的研究）指出，早期创面覆盖可以显著降低感染风险。出乎意料的是，这些研究中的一些学者特别早地进行了皮瓣覆盖（伤后 72 h 之内）。不过，由于没有一项研究为随机临床实验，因而尽早创面覆盖是否必须仍需继续探索。

（六）总结

胫骨骨干开放性骨折非常常见，但其处理起来对于骨科医生仍是一个不小的挑战。有几条处理原则是建立在循证医学基础上的治疗策略，如细致地冲洗和清创治疗、及时地抗生素预防性使用、适当情况下创面的早期闭合。同时，胫骨干骨折后止痛的稳定技术近些年来发展速度相当之快，目前的证据表明不论扩髓或非扩髓髓内钉作为后期治疗方式均可取得良好效果。

然而，针对目前这些大家所熟知的治疗方式仍然有很多不明确的地方，需要更多更高质量的临床证据去阐明某些特殊技术和治疗方式的具体作用，例如，冲洗液的种类、冲洗时的压力、最佳的预防性抗生素应用时间等，都因其缺乏高质量临床实验证据支持而未能统一。

　　来源：丁香园　作者：赵行琪

第四篇

第四篇

血栓篇

一、美国创伤骨科学会：创伤骨科
静脉血栓预防指南

在美国，每年由静脉血栓（VTE）导致肺栓塞（PE）而死亡的人数约30万，为最常见、可预防的医源性死亡。有证据表明，即使采用了适当的预防措施，骨科创伤患者的 VTE 发生率仍然为3%~5%。

尽管如此，还没有专业组织或学会总结出一个广泛接受的创伤骨科 VTE 预防方案，导致临床实践中关于 VTE 的预防存在明显的分歧，甚至因此而引发医疗官司。在1985~2000年，联邦或州医疗事故诉讼中，有930起深静脉血栓形成（DVT）认定为治疗失当，这也反映出 VTE 预防指导方针的空白。

美国创伤骨科学会（OTA）的循证质量价值（EBQV）委员会承担了一项关于 VTE 预防的研究，文章发表在近期 JOT 上。其目的有两个：首先，调查创伤骨科 OTA 会员预防 VTE 的方式有哪些；其次，通过查阅文献，制定规范，帮助医生为患者提供规范化、高质量的治疗。规范的治疗建议还可以减少医生在治疗患者时因选择预防方法而面临的法律挑战。

其研究方法如下：首先，制定一份名为"OTA VTE 预防方法调查"的问卷调查表，共包含24个项目，并将这些调查表通过网络发送给 OTA 创伤骨科的会员，调查他们常用的预防 VTE 的方法。然后，在 OVID/MEDLINE 数据库中查阅已经发表的关于创伤患者 VTE 预防的文献。最后，根据文献所得资料，以美国骨科医师学会 EBQV 委员会的分级方法为准，将每个相关建议按证据强度分为强、中等、有限、不确定、共识等五个等级，并制定出一套预防 VTE 的建议，其研究成果发表在近期的 JOT 上。

在受访的1545名 OTA 创伤骨科会员中，共有185人完成了这项在线调查。调查结果表明，北美骨科医师使用的筛选和预防 VTE 的方法的范围和区别都很大，其中很多用于创伤患者的药物和方法都没有文献支持。OTA EBQV 根据上述文献分析和证据分级的方法，建立了一套创伤患者 DVT 的治疗建议和指导方针。

VTE 的独立危险因素包括：①40岁以上；②肥胖（BMI>30 kg/mm^2）；③VTE 病史（个人或家族）；④恶性肿瘤病史；⑤吸烟史；⑥激素避孕；⑦无法行走；⑧脊髓损伤；⑨中轴骨附近骨折（骨盆骨折较足部骨折有更高风险）；⑩使用止血带；⑪制动；⑫其他高凝状态（蛋白质 C 或蛋白质 S 缺乏）。

文献表明，合并肌肉骨骼损伤的多发伤患者，1/3 的 DVT 和 1/2 的 PE 在住院治疗后的一周内发生。事实上，部分创伤患者24 h 之内即可发生 DVT 或 PE。因此，药物预防和/或机械预防等措施都应尽早开始。

（一）药物预防

在使用药物进行 VTE 的预防时，低分子肝素（LMWH）最为有效，Xa 因子和血小板抑制剂对降低 DVT 风险也有一定效果，但是没有预防药物可以降低致命性 PE 的风险。

Knudson 等的随机对照试验（RCT）表明，与对照组相比，LMWH 可显著降低创伤患者的 DVT 发生率。另外，东部创伤外科协会（EAST）和美国胸科医师学会（ACCP）的荟萃分析均表明，与阿司匹林、Xa 因子抑制剂和华法林相比，LMWH 为骨科或者创伤手术患者预防 VTE 的最佳方案。对于没有活动性出血的实质脏器（肝或脾）损伤，24 h 后使用预防剂量的 LMWH 具有很好的安全性。

关于抗凝治疗持续时间，创伤患者受伤后 24 h 内即可表现出血栓形成的倾向，血液也表现为高凝状态。这种倾向在伤后 5 d 左右时最明显，伤后 14 d 开始下降。

因此，如果没有以下禁忌，应在伤后尽早（24 h 内）对患者使用 LMWH 预防血栓。禁忌证包括：①已知过敏；②血小板减少症；③凝血障碍（国际标准化比值>1.5 和血小板计数<70 000）；④出血（有持续输血需求，合并或不合并低血压或酸中毒）；⑤需透析的肾衰；⑥颅脑损伤。

Rasmussen 等进行的荟萃分析表明，对腹部或盆腔手术后的患者，将预防血栓的治疗延长到至少一个月时，可显著降低有症状 VTE 的发生率。但是，ACCP 建议，对于曾行关节置换术或者骨盆骨折手术的患者，预防血栓治疗的持续时间取决于对患者的整体情况评估。因此，在将 Rasmussen 等研究结果的适用范围扩大为所有创伤患者时，须非常谨慎。

（二）机械预防

如果机械设备可以安全有效地使用，应对创伤患者，特别是脑外伤的患者进行 VTE 的机械预防。与不进行预防相比，使用气压治疗（PCD）可显著降低创伤患者的 DVT 和非致命性 PE 的发生率。小腿气压泵进行 PCD 为一个被广泛接受的机械预防方式，与之相比，足部气压泵进行 PCD 则效果较差，且患者的依从性也较差。

目前尚无足够的证据表明，机械治疗预防 VTE 的效果优于或劣于 LMWH。但是，机械预防联合药物预防 VTE 的效果明显优于单独使用任一种。

（三）DVT 的筛查

合并肌肉骨骼损伤的多发伤患者，即使经过药物预防和/或机械预防，DVT 的发生率仍为 2.5%~15%，PE 发生率为 0.4%~1.2%。其中 85% 的 DVT 因无临床症状而未能被检出。DVT 的筛查虽然可以增加无症状 DVT 的检出率，但是却无法降低致命性或非致命性 PE 的发生率。另外，由于 DVT 的发生率较低，对无症状的患者进行常规 DVT 筛查的成本效益并不高。

目前可用于 DVT 的筛查方法包括静脉造影术（CV）、磁共振静脉成像（MRV）、增强 CT 和多普勒超声。虽然 CV 为诊断下肢 DVT 的金标准，但由于高达 30% 的静脉系统无法显影，它事实上只是诊断小腿 DVT 的金标准。另外，由于其潜在的肾毒性、成本高、有创性等缺点，人们研究出了 MRV、增强 CT 等无创检查。然而，这些无创检查又有很高的假阳性率。

（四）下腔静脉（IVC）滤器

有研究数据表明，当创伤患者无法进行抗凝治疗时，IVC 滤器可能会降低 PE 高危患者（脊髓损伤、超过 48 h Glasgow 评分<8 的颅脑损伤、55 岁以上的下肢骨折患者和骨盆骨折合并长骨骨折患者）PE 总发生率，但是无法降低有症状性 DVT 及致命性 PE 的发生率。

因此，尽管预防性使用 IVC 滤器可以减少创伤患者 PE 的总体发生率，但这并不是一个性价比高的选择。IVC 滤器只应作为无法进行抗凝治疗的 PE 高危创伤患者的预防方式，或有 DVT 病史但无法进行抗凝治疗的 PE 低危创伤患者的一种治疗方式。

（五）重点梳理

对于没有禁忌证的创伤骨科患者，应尽早使用药物治疗和/或机械治疗预防 VTE。

药物预防的最佳方案为 LMWH。

机械预防联合药物预防 VTE 的效果明显优于单独使用两者中的一种。

DVT 的筛查虽然可以增加无症状 DVT 的检出率，但是却无法降低 PE 的发生率。

IVC 滤器只应作为无法进行抗凝治疗的创伤患者的 VTE 预防方式。

来源：丁香园　作者：赵飞

二、深静脉血栓形成的诊断和治疗指南（第二版）

深静脉血栓形成（deep venous thrombosis，DVT）是血液在深静脉内不正常凝结引起的静脉回流障碍性疾病，多发生于下肢；血栓脱落可引起肺动脉栓塞（pulmonary embolism，PE），两者合称为静脉血栓栓塞症（venous thromboembolism，VTE）。后果主要是 PE 和血栓后综合征（post-thrombotic syndrome，PTS），严重者显著影响生活质量甚至死亡。为提高我国的 DVT 诊治水平，指导各级医院对 DVT 的诊治工作，特制定本指南。

（一）病因和危险因素

DVT 的主要原因是静脉壁损伤、血流缓慢和血液高凝状态。危险因素包括原发性因素和继发性因素。DVT 多见于长期卧床、肢体制动、大手术或创伤后、晚期肿瘤患者或有明显家族史者。

（二）临床表现

DVT 主要表现为患肢的突然肿胀、疼痛，软组织张力增高，活动后加重，抬高患肢可减轻，静脉血栓部位常有压痛。发病 1~2 周后，患肢可出现浅静脉显露或曲张。血栓位于小腿肌肉静脉丛内时，Homans 征和 Neuhof 征呈阳性。

（1）Homans 征：患肢伸直，足突然背屈时，引起小腿深部肌肉疼痛，为阳性。

（2）Neuhof 征：压迫小腿后方，引起局部疼痛，为阳性。严重的下肢深静脉血栓，患者可出现股白肿甚至股青肿。

1）股白肿：全下肢明显肿胀、剧痛、股三角区、腘窝、小腿后方均有压痛，皮肤苍白，伴体温升高和脉率加速。

2）股青肿：是下肢静脉血栓中最严重的情况，由于髂股静脉及其侧支全部血栓阻塞，静脉回流严重受阻，组织张力高，导致下肢动脉痉挛，肢体缺血。临床表现为患肢剧痛，皮肤发亮呈紫色、皮温低伴有水疱，足背动脉搏动消失，全身反应强烈，体温升高。如不及时处理，可发生休克和静脉性坏疽。

静脉血栓一旦脱落，可随血流飘移并堵塞肺动脉，引起肺梗死。

慢些期可发生 PTS，是指下肢深静脉血栓的患者 3~6 个月后出现的一系列临床症候群。主要症状是下肢肿胀、疼痛（严重程度随时间的延长而变化），体征包括水肿、色素沉着、湿疹、静脉曲张，严重者出现足靴区的脂性硬皮病和溃疡。PTS 发生率为 20%~50%。

（三）诊断

DVT 不能仅根据临床表现做出明确诊断，还需要辅助检查证实。

1. 辅助检查

（1）血浆 D-二聚体测定。D-二聚体是代表凝血激活及继发性纤溶的特异性分子标志物。对于急性 DVT 的诊断，敏感性较高（>99%），大于 500 μg/L（ELISA 法），有重要参考价值。

（2）彩色多普勒超声检查。敏感性、准确性均较高，是 DVT 诊断的首选方法，适用于对患者的筛选和监测。

在超声检查前，按照 DVT 临床诊断的特征评分，可将患有 DVT 的临床可能性分为高、中、低度（表1）。如连续两次超声检查均为阴性，对于低度可能的患者可以排除诊断，对于高、中度可能的患者，建议血管造影等影像学检查。

（3）螺旋 CT 静脉成像。准确性较高，可同时检查腹部、盆腔和下肢深静脉情况。

（4）核磁共振静脉成像。能准确显示髂、股、腘静脉血栓，但不能满意地显示小腿静脉血栓，无须使用造影剂。

（5）静脉造影。准确率高，不仅可以有效判断有无血栓、血栓部位、范围、形成时间和侧支循环情况，而且常被用来鉴定其他方法的诊断价值。

2. 临床可能性评估和诊断流程

（1）DVT 的临床可能性评估。参考 Wells 临床评分（表1）。

表 1　下肢 DVT 诊断的临床特征评分

病史及临床表现	评分
肿瘤	1
瘫痪或近期下肢石膏固定	1
近期卧床>3 d 或近 4 周内大的大手术	1
沿深静脉走行的局部压痛	1
全下肢水肿	1
与健侧相比，小腿肿胀大于 3 cm	1
既往有 DVT 病史	1
凹陷性水肿（症状侧下肢）	1
有浅静脉的侧支循环（非静脉曲张）	1
类似或与下肢深静脉血栓相近的诊断	-2

注：临床可能性：低度 ≤0；中度 1~2 分；高度 ≥3。若双侧下肢均有症状，以症状严重的一侧为准。

（2）DVT 诊断流程。DVT 诊断流程见图1。

（四）治疗

1. 早期治疗

（1）抗凝。抗凝是 DVT 的基本治疗，但是单纯抗凝不能有效消除血栓、降低 PTS

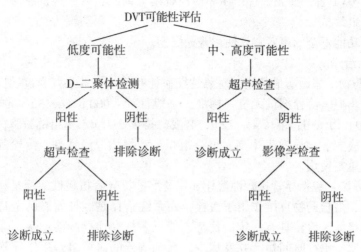

图 1 深静脉血栓形成（DVT）诊断流程

发生率。

1）普通肝素：剂量个体差异较大，使用时必须监测，一般采用静脉持续给药。起始剂量为 80~100 u/kg 静脉注射，之后以 10~20 u/kg 静脉泵入，以后每 4~6 h 根据激活的部分凝血酶原时间（APTT）再做调整，使其延长至正常对照值的 1.5~2.5 倍。普通肝素可引起血小板减少症（hepaininduced thrombocytopenia，HIT），在使用的第 3~6 d 复查血小板计数，HIT 诊断一旦成立，应停用。

2）低分子肝素：出血不良反应少，HIT 发生率低于普通肝素，使用时大多数患者无须监测。临床按体重给药，每次 100 u/kg，每 2 h 1 次，皮下注射，肾功能不全者慎用。

3）直接 II a 因子抑制剂（如阿加曲班）：相对分子质量小，能进入血栓内部，对血栓中凝血酶抑制能力强于普通肝素。HIT 及存在 HIT 风险的患者更适合。

4）间接 Xa 因子抑制剂（如磺达肝癸钠）：剂量个体差异小，每 2 h 1 次，无须监测。对肾功能影响小于低分子肝素。

5）维生素 K 拮抗剂（如华法林）：是长期抗凝治疗的主要口服药物，效果评估需监测凝血功能的国际标准化比值（international normalized ratio，INR）。治疗剂量范围窄，个体差异大，药效易受食物和药物影响。治疗首日常与低分子肝素或普通肝素联合使用，建议剂量为 2.5~6.0 mg/d，2~3 d 后开始测定 INR，当 INR 稳定在 2.0~3.0 并持续 24 h 后停低分子肝素或普通肝素，继续华法林治疗。

6）直接 Xa 因子抑制剂（如利伐沙班）：剂量个体差异小，无须监测凝血功能，服用更加简便，单药治疗急性 DVT 与其标准治疗（低分子肝素与华法林合用）疗效相当。

推荐：急性期 DVT，建议使用维生素 K 拮抗剂联合低分子肝素或普通肝素，在 INR 达标且稳定 24 h 后，停低分子肝素或普通肝素。也可以选用直接（或间接）Xa 因子抑制剂。

高度怀疑 DVT 者，如无禁忌，在等待检查结果期间，可先行抗凝治疗，根据确诊结果决定是否继续抗凝。

有严重肾功能不全的患者建议使用普通肝素。

（2）溶栓治疗。

1）溶栓药物：尿激酶最常用，对急性期血栓起效快，效果好，过敏反应少。常见的不良反应是出血，溶栓剂量无统一标准，一般首剂 4 000 u/kg，30 min 内静脉注射，继以（60~120）万 u/d，维持 48~72 h，必要时持续 5~7 d。重组链激酶，溶栓效果较好，但过敏反应多，出血发生率高。重组组织型纤溶酶原激活剂，溶栓效果好，出血发生率低，可重复使用。

2）溶栓方法：包括导管接触性溶栓和系统溶栓，导管接触性溶栓是将溶栓导管置入静脉血栓内，溶栓药物直接作用于血栓；而系统溶栓是经外周静脉全身应用溶栓药物。其中导管接触性溶栓具有一定的优势，能显著提高血栓的溶解率，降低静脉血栓后遗症的发生率，治疗时间短，并发症少。系统溶栓的血栓溶解率较导管接触性溶栓低，但对急性期 DVT 有一定效果，在部分患者能保留深静脉瓣膜功能，减少 PTS 发生。

溶栓治疗须检测纤维蛋白原（FG）和凝血酶时间（TT），FG<1.0 g/L 应停药，TT 应控制在用药前正常值的 2~3 倍。

推荐：对于急性期中央型或混合型 DVT 患者，在全身情况好、预期生存期≥1 年、出血风险较小的前提下，首选导管接触性溶栓。如不具备导管溶栓的条件，可行系统性溶栓。

（3）手术取栓。是消除血栓的有效方法，可迅速解除静脉梗阻。常用 Fogarty 导管经股静脉取出髂静脉血栓，用挤压驱栓或顺行取栓清除股腘静脉血栓。

推荐：出现股青肿时，应立即手术取栓。对于病史 7 d 以内的中央型或混合型 DVT 患者，全身情况良好，无重要脏器功能障碍也可用手术取栓。

（4）合并髂静脉狭窄或闭塞的处理。髂静脉狭窄或闭塞在 DVT 的发病中起重要作用，导管溶栓或手术取栓后同时矫正髂静脉狭窄或闭塞，可以提高通畅率，改善治疗效果，减少 PTS 的发生。

推荐：成功行导管溶栓或切开取栓后，造影发现髂静脉狭窄>50%，建议首选球囊扩张和（或）支架置入术，必要时采用外科手术解除髂静脉阻塞。

（5）下腔静脉滤器置入指征。下腔静脉滤器可以预防和减少 PE 的发生，同时由于滤器长期置入而导致的下腔静脉阻塞和较高的深静脉血栓复发率等并发症亦逐渐引起关注。

推荐：对多数 DVT 患者，不推荐常规应用下腔静脉滤器；对于抗凝治疗有禁忌或有并发症，或在充分抗凝治疗的情况下仍发生 PE 者，建议置入下腔静脉滤器。

对于下列情况可以考虑置入下腔静脉滤器：①髂、股静脉或下腔静脉内有漂浮血栓；②急性 DVT，拟行导管溶栓或手术取栓等血栓清除术者；③具有 PE 高危因素的患者行腹部、盆腔或下肢手术。

2. DVT 的长期治疗

DVT 患者需长期抗凝等治疗以防止血栓蔓延和/或血栓复发。

（1）抗凝治疗。

1）抗凝的药物及强度：维生素 K 拮抗剂（如华法林）、直接 Xa 因子抑制剂（如利伐沙班）等对预防复发有效。低标准强度（INR1.5~1.9）的治疗效果有限，而且未能减少出血的发生率。高标准强度（INR3.1~4.0）的治疗并不能提供更好的抗血栓治疗效果，相反出血的风险增加。

推荐：维生素 K 拮抗剂在整个治疗过程中应使 INR 维持在 2.0~3.0，需定期监测。

2）抗凝的疗程：可将 DVT 的发生分为 5 种情况，抗凝的疗程也随之不同：①继发于一过性危险因素（如外科手术）的首次发生的 DVT 患者，进行 3 个月的抗凝治疗已经足够。②危险因素不明的情况下首次发生 DVT 的患者进行随机对照试验，将抗凝治疗的疗程延至 1~2 年与按传统进行 3~6 个月抗凝治疗的两组患者作对比，发现延长疗程能够有效地降低 VTE 的复发率，但出血的危险性增加，因此对于此类 DVT 患者是否进行长疗程的抗凝治疗应充分考虑其利弊后再决定。③伴有癌症的首次发生 DVT 的患者，应用低分子肝素 3~6 个月后，长期口服维生素 K 拮抗剂治疗。④具有血栓形成的原发性危险因素（如抗凝血酶缺乏、蛋白 C 或 S 缺乏、凝血酶原基因突变等）而且是首次发生 DVT 患者，复发率较高，长期口服维生素 K 拮抗剂的治疗是有益的。⑤反复多次发生的 DVT 患者，长期抗凝治疗对预防复发和控制血栓蔓延也是有益的。

推荐：对于继发于一过性危险因素的初发 DVT 者，使用维生素 K 拮抗剂 3 个月；危险因素不明的初发 DVT 患者，使用维生素 K 拮抗剂至少 6~12 个月；伴有癌症并首次发生的 DVT，应用低分子肝素 3~6 个月后，长期使用维生素 K 拮抗剂。对于有多次发作的 DVT 患者和易栓症患者，建议长期抗凝，但需定期进行风险效益评估。

（2）其他治疗。静脉活性药如黄酮类、七叶皂苷类等：前者可以促进静脉血液回流，减轻患肢肿胀和疼痛，从而改善症状；后者具有抗炎、减少渗出、增加静脉血管张力、改善血液循环、保护血管壁等作用。

物理治疗：包括加压弹力袜或间歇性气压治疗（又称循环驱动治疗），两者均可促进静脉回流，减轻瘀血和水肿，是预防深静脉血栓形成和复发的重要措施。

推荐：对于慢性期患者，建议服用"静脉血管活性药物"，并长期使用弹力袜，有条件者，可使用肢体循环促进装置辅助治疗。

附：DVT 的临床分期

急性期：急性期指发病后 14 d 以内

亚急性期：指发病 15~30 d

慢性期：发病 30 d 以后。

本指南中所指的早期，包括急性期和亚急性期。

来源：中国血管外科杂志（电子版），2013 年 3 月第 5 卷第 1 期。

三、围术期深静脉血栓/肺动脉血栓栓塞症的诊断、预防与治疗专家共识（2014）

中华医学会麻醉学分会

（一）前言

围术期深静脉血栓（deep venous thrombosis，DVT）/肺动脉血栓栓塞症（pulmonary thrombo-embolism，PTE）是围手术期患者的常见并发症和重要死亡原因之一，多见于骨科、妇产科、血管外科和胸外科手术患者，以骨科手术最为常见。我国每年接受全髋关节置换术、全膝关节置换术和髋部周围骨折手术等骨科大手术的数百万病例中，有近 50%患者形成 DVT，其中 20%出现有症状的肺栓塞（pulmonary embolism，PE）。美国 1988 年调查结果提示大约 17%的孕产妇死亡是由于静脉血栓栓塞所致；另外，大面积烧伤等也是诱发 DVT 的高危因素。因此，对手术患者围术期静脉血栓栓塞症（venous thrombo-embolism，VTE）及早诊断，并进行有效的预防和治疗不仅可以降低发生 PE 的风险，降低患者死亡率，还可有效地减少医疗费用。

（二）深静脉血栓/肺动脉血栓栓塞症的定义/诊断

1. 定义

（1）静脉血栓栓塞症（VTE）：是指血液在静脉内不正常地凝结，使血管完全或不完全阻塞，属静脉回流障碍性疾病。

（2）深静脉血栓形成（DVT）：是指血液在深静脉腔内不正常凝结，阻塞静脉腔，导致静脉回流障碍。可发生于全身各部位静脉，以下肢深静脉为多，常见于骨科大手术后。下肢近端（腘静脉或其近侧部位）。DVT 是肺栓塞血栓栓子的主要来源，预防 DVT 可降低发生 PTE 的风险。

（3）肺动脉血栓栓塞症（PTE）：是指内源性或外源性栓子堵塞肺动脉主干或其分支引起肺循环障碍和呼吸障碍的临床综合征。包括 PTE、脂肪栓塞、羊水栓塞和空气栓塞等。其中 PTE 为 PE 的最常见类型，通常所说的 PE 即指 PTE。围术期的 PTE 多见于静脉系统的栓子脱落，偶见心房纤颤者心房栓子脱落，是围手术期患者死亡的主要原因之一。

2. 诊断

可根据其临床表现，结合物理、化验检查，做出较明确诊断。

（1）深静脉血栓/肺动脉血栓栓塞临床表现。

1）下肢 DVT：主要表现为下肢肿胀、疼痛、患侧肢体皮肤颜色变紫变暗。腓静脉型 DVT 多无临床症状，40%~50%有症状者血栓向近端延展。近端 DVT 患者出现患肢疼痛、肿胀等症状，其中近一半发生无明显临床症状的肺栓塞。

2）PE：临床表现取决于栓子的大小和肺循环状态，清醒患者的主要症状为突发呼吸困难、胸痛、晕厥。呼吸困难多为靠近肺门中心部的 PE 引起，胸痛一般是远端栓子刺激胸膜所致，晕厥是因脑动脉供血减少、心律失常、迷走反射等因素引起。全身麻醉状态下，PE 主要表现为突发、无诱因的低氧血症，大面积肺栓塞可致呼气末二氧化碳骤降、高碳酸血症和循环衰竭（临床上以休克和低血压为主要表现，即体循环动脉收缩压<90 mmHg 或较基础值下降幅度>40 mmHg，持续 15 min 以上。需除外新发生的心律失常、低血容量或感染中毒症所致血压下降）。

有下列情况可考虑 PE：①下肢无力，静脉曲张，不对称下肢水肿，血栓性静脉炎；②外伤后呼吸困难，胸痛、咯血；③原因不明的呼吸困难，或原有的呼吸困难加重；④原因不明的血压降低，不能解释的休克；⑤晕厥发作；⑥低热、血沉（ESR）增快、黄疸、发绀；⑦心力衰竭时洋地黄治疗效果不佳；⑧原因不明的肺动脉高压，右室肥大；⑨X 线片楔形影；⑩放射性核素检查显示肺灌注缺损。

（2）常用检测方法。

1）B 型超声检查对下肢静脉血栓形成的诊断率达 90%，而对较深部位的静脉血栓诊断欠佳；采用加压超声探查法可使诊断精确率提高至 97%。

2）D-二聚体（D-Dimer）检测虽特异性较差，阳性不能确诊深静脉血栓，但 D-Dimer 小于 0.5 mg/L 基本可排除 DVT。

3）对于体内较深部位的静脉血栓，静脉造影诊断较为准确，为 DVT 诊断最可靠的方法，但属于有创检查，费用高。

4）其他检查还包括放射性核素静脉造影（放射性标记白蛋白、放射性标记纤维蛋白原）、血管内镜、血管内超声等。

（3）对下肢 DVT 形成可能性的评价。

初步评估可采用 Wells 评分表（表 1）。

表 1　Wells 评分表

临床表现及病史	评分
既往深静脉血栓形成	1
下肢瘫痪或近期下肢石膏制动	1
卧床超过 3 d，或 12 周内接受过大手术	1
沿深静脉走行有局部压痛	1
下肢肿胀	1
两侧胫骨结节下 10 cm 处周径之差大于 3 cm	1
患侧小腿指陷性水肿	1
进展期癌症	1
可做出非深静脉血栓形成的其他诊断	-2

（4）诊断流程：根据 wells 评分，DVT 的可能性：Wells 评分<2 分为不可能；Wells

评分≥2 分为可能。因此，术前麻醉科医生如怀疑病人有 DVT 的形成，诊断流程为：

1）根据病史及危险因素分析评估，进行 DVT 形成危险分级和 Wells 评分。

2）Wells 评分<2 分的患者，检测 D-Dimer，如正常，可排除 DVT；如异常，进行加压超声探查及各项相关检查。

3）Wells 评分≥2 分的患者，直接进行加压超声探查及各项相关检查。

根据上述评分及检查结果，向患者及其家属交待病情，制定相应的手术麻醉方式。

（三）围术期静脉血栓栓塞症（VTE）风险的评估及预防

任何引起静脉损伤、静脉血流停滞及血液高凝状态的原因都是 VTE 的危险因素，可分为原发性和继发性两类。原发性危险因素由遗传变异引起，如蛋白 C 缺乏、抗凝血酶缺乏等。临床上常以反复发作的 VTE 为主要表现。继发危险因素包括后天获得的多种病理生理异常，如手术局部操作、药物及止血带等因素，使血管壁损伤；围术期活动减少、卧床、制动及体位固定使血流缓慢；创伤后组织因子释放、外源性凝血系统激活等因素导致凝血系统激活，使血液处于相对高凝状态等。

围术期 VTE 的防治需要术者与麻醉医师共同协商，制定术前、术中、术后规范化的防治措施并认真实施，才能有效降低其发生率。

对发生 VTE 的危险因素进行准确评估，建议如下。

1. 术前

（1）危险因素评估：术前应评估导致血栓形成的各种诱发因素，针对可改善的危险因素给予相应处理，并选择适合患者情况的手术及麻醉方式（表2）。急诊手术也应采取合适的预防措施，最大限度地降低 VTE 发生。

表2　术前患者 VTE 的风险性评估

低度危险*	术前卧床>3 d，或大手术后 12 周内；瘫痪或近期下肢石膏固定；久坐不动；肥胖；妊娠/分娩；静脉曲张等
中度危险*	年龄 40~60 岁；膝关节手术（2 周内）；中心静脉置管；恶性肿瘤或化疗；充血性心衰；呼吸衰竭；激素替代治疗或口服避孕药；脊髓瘫痪；妊娠/产后；DVT 后；血栓形成倾向、高血压糖尿病病史多年等
高度危险*	年龄>60 岁；骨盆、髋、大腿骨折；胫、腓骨骨折及下肢严重软组织损伤；髋、膝关节置换术（预计 2 周内进行）；重大腹部外科手术后（1 个月内）；严重创伤；大面积烧伤；脊髓损伤；高血压 III 级；糖尿病酮症；严重凝血功能障碍等
极高度危险	具有两项或两项以上高度危险因素；一项高度危险因素附加低、中度危险因素两项

*指仅含有所列危险因素中的一项。

（2）相应措施：在保证患者围术期基本生命体征稳定的情况下，根据术前危险因素评估，给予相应的处理（表3）。

表3　术前 VTE 不同风险患者的处理

低度危险	检查：D-dimer，D-dimer 如为阳性，进行下肢静脉 B 超；如 B 超提示有 DVT，明确其位置 处置：低度危险无血栓者，采用基础预防措施。健康教育包括下肢肌肉按摩、足踝活动、抬高患肢；辅助措施包括弹力袜、足底泵等
中、高度危险	检查：尽快进行下肢静脉 B 超检查，如无血栓，一周后或术前一日复查；如 B 超提示有 DVT，明确其位置、状态 处置：①中、高度危险无血栓者，在采取基础预防措施的同时，进行药物预防，维持至术前 12 h；措施：低分子肝素，12 500 或 25 000IU，QD ②中、高度危险有血栓者，尽量采用抗凝溶栓。如有抗凝禁忌或严重的髂股静脉血栓不能抗凝者，进行相关科室会诊，确定是否需要放置静脉滤网，或转血管外科手术治疗
极高度危险	检查：尽快进行下肢静脉 B 超，如无血栓，一周后或术前一日复查；如 B 超提示有 DVT，明确其位置，评估其状态 处置：术前必须进行抗凝治疗，维持至术前 12 h，低分子肝素，12 500IU，BID，根据病人凝血及血栓变化情况决定抗凝持续时间 如抗凝后有出血倾向，应记录出血的时间、部位、程度；查凝血指标和 D-dimer，根据病情变化请相关科室会诊，做出相应处理，与术者一起向患者或其家属交代风险

（3）术前推荐意见：术前根据病史、凝血指标及下肢多普勒超声等检查进行详细 VTE 风险评估，对于 VTE 中度以上风险的患者，与患者及其家属进行充分沟通，术中应加强管理，并给予高度重视（1A）。

2. 术中

（1）危险因素评估：术中是否会发生血栓形成，与患者术前的状况、手术体位、手术时间长短、术中是否输血、术中使用止血药物等密切相关（表4）。

表4　术中患者 VTE 的风险性评估

低度危险	年龄<40 岁，术前生命体征平稳，术中血压、血糖控制稳定，术中仰卧位且未改变体位，手术时间<30 min，未输血、未使用止血药物，无其他危险因素
中、高度危险	年龄 40~60 岁，术前有血栓病史，且术中血压、血糖控制不稳定及电解质紊乱，术中持续低血压或低氧血症，术中采用特殊体位（如俯卧位、头高脚低位、肾脏体位等），手术时间>3 h，术中不适当使用止血药物及利尿药物，术中大量输血，术中使用止血带及骨水泥，大量肌松药的使用等
极高度危险	在上述 2 种以上中高度危险因素基础上，年龄>60 岁，骨科大手术（全髋关节置换、全膝关节置换、髋部骨折手术），重度创伤，脊髓损伤等大手术

（2）相应措施：根据术中危险因素评估，给予相应的预防措施（表5）。

表5 术中VTE不同风险患者的处理

低度危险	低度危险无血栓者：术前采用基础预防措施，术中保持血流动力学稳定，手术尽量避免损伤静脉内膜
中、高度危险	（1）中、高度危险无血栓者：在采取基础预防措施的同时，控制血压血糖稳定，轻度稀释血液（Hct维持在0.35左右），适度补液，规范使用止血带，避免不适当使用止血药及利尿药 （2）中、高度危险有血栓者：在上述预防措施基础上，维持血流动力学稳定，严格控制止血带压力及使用时间，及时给予防止血小板积聚的药物，合理控制容量。如术中发生VTE，及时给予溶栓治疗：如尿激酶或重组组织型纤溶酶原激活物（rtPA） （3）术中全麻患者及特殊体位患者：应高度关注麻醉恢复期及体位变动
极高度危险	在上述中、高度危险因素患者处置的基础上，应更加注意维持血流动力学稳定，止血带使用时间及骨水泥适应证，容量的合理控制及凝血功能的变化

（3）术中推荐意见：术前下肢多普勒超声检查可作为围术期VTE评估的常规检查方法；应重视中度以上风险的VTE患者，维持术中血流动力学稳定，尤其警惕极高度危险的VET（1A）。

3. 术后

（1）术后危险因素评估：术后发生血栓栓塞症较术前、术中更常见。其诱发危险因素包括：①既往有血栓形成病史，术后卧床过久，活动受限；②某些特殊部位手术：如骨科大手术（全髋关节置换、全膝关节置换、髋部骨折手术），重度创伤，脊髓损伤等；③术中使用骨水泥不当，或长时间使用止血带；④术后体内液体不足，利尿脱水治疗不当；⑤术后止血药物或脂肪乳剂使用不当；⑥术后DIC救治不当等。

（2）术后预防措施：包括基本预防、物理预防和药物预防。

1）基本预防措施：①术后抬高患肢，防止深静脉回流障碍；②常规进行静脉血栓知识宣教，鼓励患者勤翻身，早期功能锻炼，下床活动，做深呼吸及咳嗽动作；③术后适度补液，多饮水，避免脱水；④建议患者改善生活方式，如戒烟、戒酒、控制血糖及控制血脂等。

2）物理预防措施：利用机械原理促使下肢静脉血流加速，减少血液滞留，降低术后下肢深静脉血栓形成的发生率。包括：①足底静脉泵；②间歇充气加压装置；③梯度压力弹力袜等。

单独使用物理预防仅适用于合并凝血异常疾病、有高危出血风险的患者。出血风险降低后，仍建议与药物预防联合应用。对患侧肢体无法或不宜采用物理预防措施的患者，可在对侧肢体实施预防。应用前宜常规筛查禁忌证，包括：①充血性心力衰竭，肺水肿或下肢严重水肿；②下肢深静脉血栓症、血栓（性）静脉炎或肺栓塞等；③间歇充气加压装置和梯度压力弹力袜不适用于下肢局部情况异常（如皮炎、坏疽、近期接受皮肤移植手术）；④下肢血管严重动脉硬化或其他缺血性血管病及下肢严重畸形等。

3）药物预防措施：对有出血风险的患者应权衡预防深静脉血栓形成与增加出血风

险的利弊。药物包括：

A. 低分子肝素：皮下注射，使用方便，可根据体重调整剂量。严重出血并发症较少，较安全。一般无须常规监测血凝功能变化。

B. Xa 因子抑制剂：可用于肝素诱发的血小板减少症，其治疗剂量较稳定，无须常规血液监测。与低分子量肝素相比，能显著减少静脉血栓发生，且不增加出血风险。①间接 Xa 因子抑制剂：如磺达肝癸钠（皮下注射），较依诺肝素能更好地降低骨科大手术后下肢深静脉血栓形成的发生率，安全性与依诺肝素相似。②直接 Xa 因子抑制剂：如利伐沙班 10 mg QD 口服，与药物及食物相互作用少，应用方便。

C. 维生素 K 拮抗剂：目前临床最常使用的维生素 K 拮抗剂（如华法令），因价格低廉，可用于下肢深静脉血栓形成的长期预防。其主要缺点：①治疗剂量个体差异大，需常规监测国际标准化比值（international normalized ratio，INR），调整剂量控制 INR 在 1.5~2.0，若 INR>2.5 会增加出血危险。②易受药物及食物影响。

药物预防注意事项：①由于每种药物作用机制、分子质量及抗 Xa 和抗 IIa 因子活性等存在差异，药物预防过程中只能使用一种药物，不能相互替换。低分子肝素、磺达肝癸钠不适用于严重肾损害患者。②在进行椎管内置管操作（如手术、穿刺等）前、后的短时间内，应避免使用抗凝药物，并注意抗凝药物停药及拔管时间。

药物预防禁忌证：①绝对禁忌证：近期有活动性出血及凝血障碍；骨筋膜间室综合征；严重头颅外伤或急性脊髓损伤；血小板低于 20×10⁹/L；肝素诱发血小板减少症者，急性细菌性心内膜炎等，禁用肝素和低分子肝素；孕妇禁用华法林。②相对禁忌证：既往颅内出血；既往胃肠道出血；急性颅内损害或肿物；血小板减少至（20~100）×10⁹/L；类风湿视网膜病。

4. 放置下腔静脉滤器（IVCF）

（1）放置 IVCF 的指征：指存在抗凝绝对禁忌证的 VTE 患者或抗凝过程中发生 VTE 的患者，以防栓子脱落引起肺栓塞等严重并发症。IVCF 长期放置可使下肢 DVT 发生率增高。因此，对于下肢远端多条静脉血栓、近端深静脉血栓无法进行抗凝溶栓治疗，且近期确实需要接受手术的患者，术前尽量使用临时性下腔静脉滤器（过滤网），以减少并发症发生。

（2）术后推荐意见：①对围术期中度以下风险的 VTE 患者，应及时采用机械物理预防 VTE（1B），密切观察凝血指标，必要时应尽早开始联合药物预防（1C）；②对围术期中度以上风险的 VTE 患者，且进行某些特殊部位手术：如全髋关节置换、全膝关节置换、髋部骨折手术、重度创伤、脊髓损伤等，一旦高出血风险降低，应尽早开始药物预防或联合机械物理方法预防（1A）；药物预防应采用 LMWH 或 UFH（1A）；为减少并发症发生，术前尽量使用临时性下腔静脉滤器（1C）。

（四）附录1

本指南推荐意见采用 GRADE 分级标准。推荐级别：1 级（强列推荐）：明确显示干预措施利大于弊或弊大于利；2 级（弱推荐）：利弊不确定或无论质量高低的证据均显示利弊相当；证据质量分级：A 级（高质量）：未来研究几乎不可能改变现有评价结果的可信度；B 级（中等质量）：未来研究可能对现有疗效评估有重要影响，可能改变评价结果的可信度；C 级（低质量）：未来研究很有可能对现有疗效评估有重要影响，改变评估结果可信度的可能性较大；D 级（极低质量）：任何疗效的评估均很不确定。

四、中国骨科大手术静脉血栓栓塞症预防指南

中华医学会骨科学分会

骨科大手术后静脉血栓栓塞症（venous thromboembolism，VTE）发生率较高，是患者围手术期死亡的主要原因之一，也是医院内非预期死亡的重要原因。对骨科大手术患者施以有效的预防方法，不仅可以降低发生静脉血栓栓塞症的风险，减轻患者痛苦，大量的医药经济学研究证实还可降低医疗费用。为提高骨科相关静脉血栓栓塞症的预防水平、规范其预防方法，特制定"中国骨科大手术静脉血栓栓塞症预防指南"。本指南中的"骨科大手术"特指人工全髋关节置换术（total hip replacement，THR）、人工全膝关节置换术（total kneereplacement，TKR）和髋部周围骨折手术（hip fractures surgery，HFS）。本指南仅为学术性指导意见，具体实施时必须依据患者的医疗情况而定。

（一）概述

1. 静脉血栓栓塞症

静脉血栓栓塞症是指血液在静脉内不正常地凝结，使血管完全或不完全阻塞，属静脉回流障碍性疾病。包括两种类型：深静脉血栓形成（deep vein thrombosis，DVT）和肺动脉血栓栓塞症（pulmonary thromboembolism，PTE），即静脉血栓栓塞症在不同部位和不同阶段的两种临床表现形式。

2. 深静脉血栓形成

深静脉血栓形成可发生于全身各部位静脉，以下肢深静脉为多，常见于骨科大手术后。下肢近端（腘静脉或其近侧部位）深静脉血栓形成是肺栓塞血栓栓子的主要来源，预防深静脉血栓形成可降低发生肺动脉血栓栓塞症的风险。

3. 肺动脉血栓栓塞症

肺动脉血栓栓塞症是指来自静脉系统或右心的血栓阻塞肺动脉或其分支导致的肺循环和呼吸功能障碍疾病，是骨科围手术期死亡的重要原因之一。

4. 骨科大手术后静脉血栓栓塞症的流行病学

国外骨科大手术后静脉血栓栓塞症的发生率如表1所示。一项亚洲7个国家19个骨科中心407例人工全髋、全膝关节置换及髋关节周围骨折手术后深静脉血栓形成发生率调查研究表明，经静脉造影证实深静脉血栓形成发生率为43.2%（120/278）。国内邱贵兴等的一项多中心研究结果显示，髋关节和膝关节置换术后深静脉血栓形成的发生率在未预防组为30.8%（16/52）、预防组为11.8%（8/68）。余楠生等报告髋关节置换术后深静脉血栓形成的发生率为20.6%（83/402），膝关节置换术后为58.3%（109/187）。吕厚山等报告髋关节和膝关节置换术后深静脉血栓形成发生率为47.1%

（24/51）。陆芸等报告股骨干骨折术后深静脉血栓形成的发生率为 30.6%，髋部骨折术后为 15.7%。

表 1　国外骨科大手术后静脉血栓栓塞症的发生率（%）

手术方法	DVT 总发生率	卜肢近端 DVT 发生率	PTE 总发生率	致命性 PTE 发生率
THR	42~57	18~36	0.9~28.0	0.1~2.0
TKR	41~85	5~22	1.5~10.0	0.1~1.7
HFS	46~60	23~30	3.0~11.0	0.3~7.5

（二）静脉血栓栓塞症的危险因素

任何引起静脉损伤、静脉血流停滞及血液高凝状态的原因都是静脉血栓栓塞症的危险因素，其中骨科大手术是静脉血栓栓塞症的极高危因素之一。其他常见的继发性危险因素包括老龄、创伤、既往静脉血栓栓塞症病史、肥胖、瘫痪、制动、术中应用止血带、全身麻醉、恶性肿瘤、中心静脉插管、慢性静脉瓣功能不全等。少见的原发性危险因素有抗凝血酶缺乏症等。危险因素越多，发生静脉血栓栓塞症的风险就越大，当骨科大手术伴有其他危险因素时，危险性更大。骨科手术的静脉血栓栓塞症危险分度如表 2 所示。

表 2　骨科手术的静脉血栓栓塞症危险分度

危险度	判断指标
低度危险	手术时间<45 min，年龄<40 岁，无危险因素
中度危险	手术时间<45 min，年龄 40~60 岁，无危险因素
	手术时间<45 min，有危险因素
	手术时间>45 min，年龄<40 岁，无危险因素
高度危险	手术时间<45 min，年龄>60 岁，有危险因素
	手术时间>45 min，年龄 40~60 岁，有危险因素
极高度危险	手术时间>45 min，年龄>40 岁，有多项危险因素骨科大手术，重度创伤，脊髓损伤

注：危险因素是指既往静脉血栓栓塞症病史、肿瘤、肥胖等。

（三）预防骨科大手术深静脉血栓形成的措施

对接受骨科大手术患者需常规进行静脉血栓预防。预防方法包括基本预防、物理预防和药物预防。

1. 基本预防措施

（1）手术操作尽量轻柔、精细，避免静脉内膜损伤。

（2）规范使用止血带。

（3）术后抬高患肢，防止深静脉回流障碍。

（4）常规进行静脉血栓知识宣教，鼓励患者勤翻身、早期功能锻炼、下床活动、做深呼吸及咳嗽动作。

（5）术中和术后适度补液，多饮水，避免脱水。

（6）建议患者改善生活方式，如戒烟、戒酒、控制血糖及控制血脂等。

2. 物理预防措施

物理预防措施包括：足底静脉泵、间歇充气加压装置及梯度压力弹力袜等，利用机械原理促使下肢静脉血流加速，减少血液滞留，降低术后下肢深静脉血栓形成的发生率。推荐与药物预防联合应用。单独使用物理预防仅适用于合并凝血异常疾病、有高危出血风险的患者。出血风险降低后，仍建议与药物预防联合应用。对患侧肢体无法或不宜采用物理预防措施的患者，可在对侧肢体实施预防。应用前宜常规筛查禁忌。

下列情况禁用物理预防措施：①充血性心力衰竭，肺水肿或下肢严重水肿；②下肢深静脉血栓症、血栓（性）静脉炎或肺栓塞；③间歇充气加压装置和梯度压力弹力袜不适用于下肢局部情况异常（如皮炎、坏疽、近期接受皮肤移植手术）、下肢血管严重动脉硬化或其他缺血性血管病及下肢严重畸形等。

3. 药物预防措施

对有出血风险的患者应权衡预防下肢深静脉血栓形成与增加出血风险的利弊，采用药物预防。

（1）普通肝素：普通肝素可以降低下肢深静脉血栓形成的风险，但治疗窗窄，使用时应高度重视以下问题：①常规监测活化部分凝血酶原时间，以调整剂量；②监测血小板计数，预防肝素诱发血小板减少症引起的出血；③长期应用肝素可能会导致骨质疏松。

（2）低分子肝素：低分子肝素的特点：①可根据体重调整剂量，皮下注射，使用方便；②严重出血并发症较少，较安全；③一般无须常规血液学监测。

（3）Xa 因子抑制剂：治疗窗宽，剂量固定，无须常规血液监测，可用于肝素诱发的血小板减少症。①间接 Xa 因子抑制剂，如磺达肝癸钠，皮下注射，较依诺肝素能更好地降低骨科大手术后下肢深静脉血栓形成的发生率，安全性与依诺肝素相似。②直接 Xa 因子抑制剂，如利伐沙班，应用方便，口服 1 次/d，与药物及食物相互作用少。与低分子量肝素相比，能显著减少静脉血栓发生，且不增加出血风险。

（4）维生素 K 拮抗剂：目前临床最常使用的维生素 K 拮抗剂（如华法林），因价格低廉，可用于下肢深静脉血栓形成的长期预防。其主要缺点：①治疗剂量范围窄，个体差异大，需常规监测国际标准化比值（international normalized ratio，INR），调整剂量控制 INR 在 2.0~2.5，INR>3.0 会增加出血危险；②易受药物及食物影响。

（5）药物预防注意事项：

1）由于作用机制、分子质量、单位、剂量以及抗 Xa 和抗 IIa 因子活性等存在差异，因此，药物预防过程中只能使用一种药物，不能换用。每种药物都有各自的使用说明、注意事项及副作用。

2）对存在肾功能、肝功能损害的患者，应注意药物剂量。低分子肝素、磺达肝癸钠不适用于严重肾损害患者。

3）椎管内血肿少见，但后果严重。因此，在行椎管内操作（如手术、穿刺等）前、后的短时间内，应避免使用抗凝药物。

4）对使用区域阻滞麻醉或镇痛（腰丛等）者，应注意用药、停药及拔管时间。神经阻滞前 7 d 停用氯吡格雷；术前 5 d 停用阿司匹林；若使用低分子肝素，应于末次给药 18 h 后拔管；若使用肝素，应于末次给药 8~12 h 后拔管，拔管 2~4 h 后才能再次给药；如使用华法林，不建议采用硬膜外麻醉，或必须于末次给药 48 h 后拔管；磺达肝癸钠半衰期较长，不建议在硬膜外麻醉或镇痛前使用。

（6）药物预防禁忌证：

1）绝对禁忌证：①近期有活动性出血及凝血障碍；②骨筋膜间室综合征；③严重头颅外伤或急性脊髓损伤；④血小板低于 $20×10^9/L$；⑤肝素诱发血小板减少症者，禁用肝素和低分子肝素；⑥孕妇禁用华法林。

2）相对禁忌证：①既往颅内出血；②既往胃肠道出血；③急性颅内损害或肿物；④血小板减少至（20~100）$×10^9/L$；⑤类风湿视网膜病。

（四）预防骨科大手术深静脉血栓形成的具体方案

1. 人工全髋关节置换术和人工全膝关节置换术

本手术基本预防措施和物理预防措施参照第（三）部分相关内容。药物预防的具体方法：

（1）手术前 12 h 内不再使用低分子肝素，术后 12~24 h（硬膜外腔导管拔除后 2~4 h）皮下给予常规剂量低分子肝素；或术后 4~6 h 给予常规剂量的一半，次日恢复至常规剂量。

（2）磺达肝癸钠 2.5 mg，皮下注射，术后 6~24 h（硬膜外腔导管拔除后 2~4 h）开始应用。

（3）利伐沙班 10 mg，口服，术后 6~10 h（硬膜外腔导管拔除后 6~10 h）开始使用。

（4）术前或术后当晚开始应用维生素 K 拮抗剂（华法林），监测用药剂量，维持 INR 在 2.0~2.5，勿超过 3.0。

不建议单独应用低剂量普通肝素、阿司匹林及右旋糖酐，也不建议常规预防性置入下腔静脉过滤器预防肺栓塞。

有高出血风险的全髋或全膝关节置换患者，建议采用足底静脉泵或间歇充气加压装置进行物理预防，当高出血风险下降时可采用药物联合预防。

2. 髋部周围骨折手术

本手术基本预防措施和物理预防措施参照第（三）部分相关内容。药物预防的具体方法：

（1）伤后 12 h 内开始手术者：

1）术后 12~24 h（硬膜外腔导管拔除后 2~4 h）皮下给予常规剂量低分子肝素；或术后 4~6 h 给予常规剂量的一半，次日恢复至常规剂量。

2）磺达肝癸钠 2.5 mg，术后 6~24 h 皮下注射。

3）术前或术后当晚开始应用维生素 K 拮抗剂（华法林），监测用药剂量，维持 INR 在 2.0~2.5，勿超过 3.0。

（2）延迟手术：自入院之日开始综合预防。术前 12 h 停用低分子肝素。磺达肝癸钠半衰期长，不建议术前使用。若术前已用药物抗凝，手术应尽量避免硬膜外麻醉。

术后预防用药同伤后 12 h 内开始手术者。

（3）利伐沙班：暂无适应证。

（4）对有高出血风险的髋部周围骨折患者，推荐单独采取足底静脉泵或间歇充气加压装置物理预防，当高出血风险下降时再采用与药物联合预防。

3. 预防深静脉血栓形成的开始时间和时限

骨科大手术围手术期深静脉血栓形成的高发期是术后 24 h 内，所以预防应尽早进行。但术后越早进行药物预防，发生出血的风险也越高。因此，确定深静脉血栓形成的药物预防开始时间应当慎重权衡风险与收益。

骨科大手术后凝血过程持续激活可达 4 周，术后深静脉血栓形成的危险性可持续 3 个月。与人工全膝关节置换术相比，人工全髋关节置换术后所需的抗凝预防时限更长。对施行全髋关节、全膝关节置换及髋部周围骨折手术患者，推荐药物预防时间最短 10 d。可延长至 11~35 d。

（五）本指南的几点说明

（1）采取各种预防措施前，应参阅药物及医疗器械生产商提供的产品说明书。

（2）对静脉血栓栓塞症高危患者应采用基本预防、物理预防和药物预防联合应用的综合措施。有高出血风险患者应慎用药物预防措施。

（3）不建议单独采用阿司匹林预防静脉血栓栓塞症。

（4）应用抗凝药物后，应严密观察药物副作用。出现严重出血倾向时应根据具体情况采取相应的实验室检查，或请相关科室会诊，及时做出处理。

（5）药物的联合应用会增加出血并发症的可能性，故不推荐联合用药。

按上述建议使用后，仍有可能发生深静脉血栓形成和肺动脉血栓栓塞症。一旦发生上述情况，应立即请有关科室会诊，及时诊断和治疗。

五、美国骨科医师学会（AAOS）：
髋膝关节置换术后 VTE 预防（2011 年版）

2011 年 9 月 24 日，美国骨科医师学会基于现有循证医学证据发布了新版的的临床指南，建议对这些患者进行常规预防，但不主张术后常规进行超声筛查。

"髋膝关节置换是一类非常成功的手术方式，可以很好地重建功能缓解疼痛"，指南工作组主席，Rush 大学医学中心（芝加哥，伊利诺伊州）骨科医生 Joshua Jacobs 博士在新闻发布会上说道，"然而，静脉血栓栓塞性疾病作为一种潜在的并发症则是骨科医生们都十分关切的问题。"

在美国，每年实施大约 800 000 例髋膝关节置换手术，如果不采取预防措施，大约 37% 的患者术后会出现影像学手段可以检测出的深静脉血栓形成（deep-vein thrombosis，DVT）。大多数患者没有症状也无须进一步的治疗。术后 3 个月内由于 DVT 而必须住院治疗的患者很少，进行髋关节置换者约为 0.7%，膝关节置换者为 0.9%；在此期间，初次膝关节或髋关节置换的患者中约有 0.3% 由于肺栓塞而再次住院。

PE 通常也没有任何症状，但极少数情况下可以致命。PE 的症状包括呼吸急促、胸痛或肺瘀血等。

Jacobs 博士称，"综合现在所有的研究证据，采用严格的手段最大限度地控制偏倚，在此基础上我们提出了一些建议，以指导临床医生应用最安全且最有效的方法预防这一严重的并发症。"

对髋膝关节置换的患者主要有以下具体的建议：

（1）术后无须常规进行双功能超声扫描。

推荐等级：强烈。

（2）对于 VTE 的高风险患者，术前应该明确是否已有 VTE，因为这会进一步增加 VTE 的风险

推荐等级：弱。

（3）对患者进行评估，确定其是否患有出血性疾病如血友病及活动性肝脏疾病等，这些都会进一步增加出血及出血相关并发症的风险。

推荐等级：意见一致。

（4）术前停用抗血小板药物。

推荐等级：中等。

（5）对于 VTE 或出血风险并不特别高（除手术以外没有其他特殊的风险）的患者，应用药物和/或机械加压装置进行预防。

推荐等级：中等。（然而，具体的预防策略以及这些措施需要持续的时间等问题，由于现有的证据尚不充分，无法提供明确的建议。因此，一致推荐临床医生和患者共同商讨确定预防措施的应用期限。）

（6）对于以往有 VTE 病史的患者应该同时应用药物和机械加压装置进行预防。

推荐等级：意见一致。

（7）对于患有出血性疾病和/或活动性肝脏疾病的患者应用机械加压装置预防VTE。

推荐等级：意见一致。

（8）术后患者应尽早开始活动。

推荐等级：意见一致。（虽然并没有充分的证据表明早期活动可以减少 DVT 的发生率，但这一措施成本低，风险小，与临床相关的要求一致。）

（9）虽有有证据显示轴索麻醉（即椎管内麻醉、硬膜外麻醉或蛛网膜下腔阻滞麻醉）并不影响 VTE 事件的发生，但我们仍建议采用轴索麻醉以减少出血。

推荐等级：中等。

（10）对于药物预防存在禁忌证的患者和/或患有静脉血栓栓塞性疾病的患者常规放置下腔静脉过滤器以预防 PE。

推荐等级：不确定。

"通过现有的证据还无法判断预防与不预防以及各种预防性药物之间对关键性的结果（由于出血而进行再次手术、出血导致的死亡、有症状的 PE、PE 导致的死亡、关节假体周围感染、各种原因导致的死亡、术后 90 d 内由于任何原因导致的再次手术）是否存在差别，并且对替代性结果（如 DVT 的发生率）的评价也不确定，因此，针对血栓预防药物进行临床试验的方法需要重新考量。"该指南的作者总结道，"这些研究必须具备足够的能力发现相对罕见的不良事件，应用登记注册系统应该有助于解决这一问题。此外，相关的临床试验必须关注并报道关键性结果的情况。"

来源：Published 2011 by the American Academy of Orthopaedic Surgeons